Eckhard Görlitz

Herz-Zeit

Eckhard Görlitz

HERZ-ZEIT

Mit psychologischen Strategien
das Herz stärken und heilen

Econ

Hinweis:

Die Ratschläge in diesem Buch sind von dem Autor und dem Verlag sorgfältig erwogen und geprüft worden. Sie bieten jedoch keinen Ersatz für kompetenten medizinischen Rat. Jede Leserin und jeder Leser ist für sein eigenes Handeln selbst verantwortlich. Alle Angaben in diesem Buch erfolgen daher ohne jegliche Gewährleistung oder Garantie seitens des Verlages oder des Autors. Eine Haftung des Autors bzw. des Verlages und seiner Beauftragten für Personen-, Sach- und Vermögensschäden ist ausgeschlossen.

Inhalt

Vorwort 9

Die Weisheit des Herzens 11

Der herzgesunde Umgang mit Stress 16

Die vier Lebenswelten – Stabilität im Wandel 47

Der Impuls positiver Lebensenergie 58

Entspannungstraining 66

Der Entspannungsschirm 68

Atempause – Anleitung zur Atementspannung 74

Anleitung zur Tiefenmuskelentspannung 76

Mentales Training 85

Das Gehirn – Bewertungs- und Alarmzentrum 86

Den psychischen Schutzschirm stärken 90

Der positive und der negative Gedankenkreislauf . . . 94

Den individuellen Spannungsbogen finden 99

Die innere Stressregulation 101

Praktische Anleitung zum mentalen Training 103

Themenbezogene Anwendungsbeispiele 108

**»Da geht mir das Herz auf« –
Die Kraft positiver Ziele und Visionen 119**

Die politische Dimension des Herzinfarktes 121

Der positive Lebensplan 126

Visualisierungsübung – Das Herz öffnen und weiten . . 137

Dankbarkeit, Lebensfreude und Selbstbelohnung –
Wege zu aktiver und passiver Entspannung finden . . 141

»Ruhig Blut« – Strategisches Problemlösen . . . 149
Problemfokussierung oder Lösungsfokussierung? . . . 152
Positive Kommunikation – Grenzen markieren und Spannungen positiv auflösen 165
Der konstruktive und gelassene Umgang mit Problemen und Schwierigkeiten 170

Zeit-Balance 174
Das Herz ist unser Zeit-Organ 176
Bewusstsein und Zeit 177
Zeiten und Auszeiten 181

Die Mystik des Herzens 190
Spiritualität erfahren – eingebunden in den großen Kreislauf 191
Traditionen und Schulen meditativer Praxis 193
Die Praxis der Stille-Meditation 203

Motivation zum herzgesunden Lebensstil . . . 207
»Ich sollte doch gesünder leben ...« 208
Psychologische Strategien zur Gewichtsreduktion . . . 211
Nikotinentwöhnung und Nichtrauchertraining 220
Motivation zu Bewegung und Sport 231

Heilung des Herzens – Rat für Patienten und Angehörige 234
Die Herzkrankheit – Krise und Neubeginn 234
Bewältigung von Angst und reaktiver Depression . . . 237
Die Selbstheilungskräfte aktivieren 242

Anhang 247
Kontaktadressen 247
Weiterführende Literatur 251
Sachwortregister 253

Mir scheint:
Wer nicht täglich eine Weile träumt,
dem verdunkelt sich der Stern,
von dem alle Arbeit und jeder Alltag
geführt sein kann.

Karl Jaspers
Philosoph und Psychologe

Vorwort

Arbeit macht das Herz nicht krank. Und viel Arbeit zu haben muss noch lange nicht bedeuten, dass man sich dadurch auch gestresst fühlt. Manchmal hat man einfach viel zu tun, fühlt sich dabei aber nicht im Stress, weil man gleichzeitig das Gefühl hat, dass es gut läuft und dass man vorwärts kommt.

Am Beginn der meisten Formen der Herzerkrankungen steht ein entzündliches Geschehen in den Herzkranzgefäßen, das dann zur Arteriosklerose führen kann. Die positive Form der Entzündung ist die Begeisterung, wenn wir mit »Feuereifer« an eine Sache herangehen, wenn wir »Feuer und Flamme« sind. Die negative Form der Entzündung ist die Frustration. Überall dort, wo man zwar Anstrengung, Leistung und Engagement zeigt, wo das aber nicht gesehen wird und der gewünschte Erfolg ausbleibt, beginnt das negative Stresserleben und erhöht sich das psychologische Risiko für einen Herzinfarkt.

Wenn Negativismus und Pessimismus auf uns einwirken, besteht die Gefahr, dass sich auch der eigene Geist verdunkelt und sich der Schatten der Angst auf das Herz legt. Das Wort Enge entstammt der gleichen Wortwurzel wie Angst:

Angst – Enge – Herzinfarkt.

Überall dort, wo unser wirtschaftliches und gesellschaftliches Zusammenleben nur noch auf Konkurrenz und Verdrängung aufgebaut ist, kann ein respektloser und wenig liebevoller Umgang miteinander zu einem genauso großen Risikofaktor für das Herz werden wie ein zu hoher Cholesterinwert. Das Ausmaß des eigenen Stresserlebens ist aber auch stark davon abhängig, ob man das Gefühl von Eigen- oder Fremdbestimmung hat. Bei fremdbestimmtem Stress hat man das Gefühl, wie ein Galeerensklave durch den beruflichen Alltag zu rudern, wobei irgend so ein Obertrommler immer noch den Takt erhöht. Eigenbestimmung ist verbunden mit dem Gefühl der Herausforderung, wie bei einem Bergsteiger, der einen neuen Gipfel in Angriff nimmt. Ein besonders giftiger Stress für das Herz ist das Gefühl von Hilflosigkeit angesichts ungelöster Lebensprobleme; wenn man ein Gefühl von Erstarrung und Bewegungslosigkeit auf dem eigenen Lebensweg hat und keine positiven Ziele mehr erkennen kann.

Dabei ist es ein psychologisches Grundmotiv des Menschen, sich auf positive Ziele zu zubewegen. Motivation entsteht durch die Vision einer Landschaft jenseits des Horizontes und dadurch, dass man eine Sehnsucht im Herzen verspürt, dorthin gelangen zu wollen. Deshalb ist es so wichtig, sich einen Raum für Träume und Wünsche in seinem Herzen zu bewahren. Mit den psychologischen Strategien, die ich in diesem Buch aufzeige, möchte ich eine Anleitung geben, wie man sein Leben mit Weite und Vision leben kann und wie man seine Visionen mit kleinen und realistischen Schritten verwirklichen kann.

Jeder Mensch verfügt über ein implizites, also verborgenes oder unterbewusstes Wissen darüber, was er tun kann, um sich vor negativen Einflüssen aus der Umwelt zu schützen. Und unser Körper verfügt über ein enormes Potenzial an Selbstheilungskräften. Es sind also nicht die von mir aufgezeigten psychologischen Strategien, die Ihr Herz stärken und heilen, sondern Ihr Körper schützt, stärkt und heilt das Herz ganz von selbst, wenn Sie mit den hier beschriebenen Strategien vertraut werden.

Die Weisheit des Herzens

Das Herz hat seine Gründe,
von denen der Verstand nichts weiß.

Blaise Pascal
Philosoph

Was sind die Ursachen für einen Herzinfarkt? Was kann ich tun, um einen Infarkt zu vermeiden?

Seit gut zehn Jahren arbeite ich als Psychologe und Psychotherapeut mit Herzpatienten und gebe Seminare zur Stressreduktion, Entspannung und Meditation. Dabei sind die Fragen nach den Ursachen für einen Herzinfarkt und nach den Möglichkeiten der Prävention die beiden, die mir am häufigsten gestellt werden. Das Interesse am Thema ist groß und auch berechtigt, denn die Herz- und Kreislauferkrankungen gelten laut Statistik der Weltgesundheitsorganisation (WHO) mittlerweile als das Gesundheitsrisiko Nummer eins in den Industrienationen.

Allein in Deutschland werden Jahr für Jahr 2,7 Millionen Menschen aufgrund von Herz- und Kreislauferkrankungen stationär behandelt, etwas über 800 000 davon aufgrund der Ischämischen Herzkrankheit (Minderdurchblutung des Herzmuskels aufgrund von Arteriosklerose und Herzinfarkt), von denen fast die Hälfte jünger als 65 Jahre ist.

Doch auch angesichts dieser erschreckend hohen Zahlen lässt sich auf die Frage nach den Ursachen des Herzinfarkts und den Möglichkeiten der Prävention keine einfache oder pauschale Antwort geben, denn kein Herzinfarkt gleicht dem anderen. Genauso individuell wie die medizinische Diagnose über das Ausmaß und die Schädigung am Herzen durch einen Infarkt ist, genauso individuell sind die physischen und psychischen Ursachen, die dazu geführt haben.

Es gibt natürlich bestimmte Faktoren, die einen Herzinfarkt begünstigen. Da sind zunächst einmal die medizinischen Risikofaktoren: Bluthochdruck, Diabetes mellitus, erhöhtes Cholesterin und eine erblich bedingte Disposition zur Arteriosklerose. Des Weiteren gibt es die Lebensstilfaktoren: falsche Ernährungsgewohnheiten, Übergewicht, Rauchen, mangelndes körperliches Training und negativer Stress, besonders in Form von Aufgabenüberlastung und Überforderung, permanentem Zeitdruck und ständiger Hetze. Doch auch die Erklärungsversuche mit Hilfe dieser medizinischen und Lebensstilfaktoren spiegeln nur ein grobes Bild des individuellen Erlebens wider, wodurch es zum Herzinfarkt kommt.

Die seelischen Ursachen liegen tiefer.

Denn meist sind vermehrtes Essen, Rauchen und ein erhöhter Alkoholkonsum ja nur momentane Frustbekämpfer. Sie dienen als Belohnung im stressigen Alltag und sollen dafür sorgen, dass man in Phasen besonders starker seelischer Anspannung zumindest kurzfristig kleine Glücksgefühle erlebt.

Deshalb muss man sich nach einem Herzinfarkt zusammen mit dem Patienten dessen Lebenssituation ganz genau anschauen: Hat sich die Lebensperspektive durch akute und starke Belastungen verengt und zum negativen Stress verdichtet, so dass es auch dem Herzen zu eng wurde? Gibt es berufliche oder private Probleme, die ihm sehr zu Herzen gehen? Ist seine Herzkrankheit eher der Ausdruck einer länger anhaltenden seelischen Krise, bei der sich bestimmte Themen wie Angst, mangelndes Urvertrauen und Depression oft schon wie ein roter Faden durch die Biographie ziehen? Oder ist es eine Mischung aus akuten, aktuellen und biographischen Belastungen?

Warum der Versuch, den Herzinfarkt allein mit den angeführten medizinischen Risikofaktoren und jenen des Lebensstils zu beschreiben, zu kurz greift, kann ich in der täglichen

Praxis sehen, wenn ich Gesundheitsseminare abhalte. Da sitzen dann immer auch normal gewichtige Nichtraucher vor mir, die sogar ihr Leben lang Sport getrieben haben. Wenn ich dann aber auf die unterschiedlichen Formen von Stress als Risiko zu sprechen komme, nicken genau diese Patienten bedächtig mit dem Kopf, und ich höre Aussagen wie: »Also ich habe einen Herzinfarkt nur vom Stress bekommen. Was glauben Sie, was in meiner Firma in den letzten Jahren los war …«

An folgendem Fallbeispiel kann man gut erkennen, dass sich die medizinische Beschreibung der Genese eines Herzinfarktes oftmals in keiner Weise mit dem individuellen Erleben des Patienten deckt.

Ein Mann mittleren Alters hatte an einem kalten Wintermorgen beim Schneeschieben einen Herzinfarkt bekommen. Sein behandelnder Arzt erklärte ihm später, dass er anfällig sei für Kälteangina (ein Engeschmerz in der Brust, der auftritt, wenn der Patient plötzlich der Kälte ausgesetzt ist) und dass er künftig Belastungen unter Kälte vermeiden müsse. Der Arzt lag damit sicher richtig, nur was der Patient daraus machte, war Folgendes: Er dachte, mit der Kälte sei »die Kälte in meiner Ehe« gemeint. Hintergrund war, dass seine Frau seit Jahren fremdging, er sich dadurch gedemütigt fühlte, aber auch nicht die Kraft besaß, sich zu trennen. Da seine Frau nicht zu einer Paartherapie bereit war, machte der Mann eine Einzelpsychotherapie, um abzuklären, wie seine Lebensperspektive nach dem Infarkt aussehen sollte. Bei einem späteren Klinikaufenthalt zur routinemäßigen Kontrolle traf ich ihn wieder, und er berichtete mir, dass er sich von seiner Frau getrennt habe und dass es ihm nun deutlich besser ginge.

Eine pauschalisierende Beschreibung der Ursachen für einen Herzinfarkt (wie im übrigen auch für andere Krankheiten) greift nicht. Ende der fünfziger Jahre des letzten Jahrhunderts haben die amerikanischen Kardiologen Rosenman und Friedman versucht, eine »Herzinfarktpersönlichkeit« zu klassifizieren. Sie beschrieben das psychologische Risikoprofil von Infarktpatienten als Typ-A-Verhalten im Gegensatz zu dem weniger gefährdeten Typ B.

Als Typ A klassifizierte man einen Menschen dann, wenn sein Verhalten an ständigem Leistungs- und Dominanzstreben orientiert war und er gleichzeitig eine erhöhte Ärgerbereitschaft und eine Neigung zur Feindseligkeit aufwies. Im Alltag sollten diese Menschen als leicht erregbar, nervös, agil, unbeherrscht und temperamentvoll erkennbar sein. Den Typen A bezeichnet man auch als »Sympathikotoniker«, weil in dessen vegetativem Nervensystem die Stimulation durch den Sympathikus überwiegt, was die Neigung zu Bluthochdruck in Stresssituationen mit sich bringt.

Eine solch enge Klassifizierung in Typ-A- und Typ-B-Menschen kann sehr leicht zur Diskriminierung und Stigmatisierung von Patienten führen. Stellen Sie sich doch bitte einmal vor, Sie haben einen Herzinfarkt gehabt und haben sich bis zu diesem Ereignis als ganz »normaler« Mensch gefühlt, mit all seinen Stärken und Schwächen, und mutieren nun zur »Herzinfarktpersönlichkeit«. Schlimm genug, dass Sie einen Infarkt erleiden mussten, Sie überlegen dann sowieso, wie es dazu kommen konnte. Nun haben Sie zusätzlich auch noch damit zu kämpfen, dass etwas ganz Entscheidendes mit Ihrer Persönlichkeit nicht stimmen kann. Und stellen Sie sich darüber hinaus noch vor, die behandelnden Ärzte und Therapeuten, denen Sie dann gegenüber sitzen, sehen alle einen potentiellen Typ A in Ihnen.

Fairerweise darf man jedoch nicht unerwähnt lassen, dass die Klassifizierung in Typ-A- und Typ-B-Patienten ein Verhaltensspektrum beschrieb, eine Bandbreite von Einstellungen und Verhaltensmöglichkeiten, in dem sich die meisten Menschen tatsächlich bewegen. Typ B war der Mensch mit »weicheren« Gefühlen, mit der Fähigkeit zur Offenheit und zum Gespräch, gekennzeichnet durch eine hohe Empathie und Interesse am Gemeinsinn und Miteinander; Typ A war das Gegenteil. Ein erhöhtes Risiko für einen Herzinfarkt lag erst dann vor, wenn man ein besonders ausgeprägter Typ A war. Und dennoch, das Stigma, der Stempel auf dem Herzen blieb: Man war irgendwie doch auch selbst schuld an seinem Herzinfarkt, weil man ja solch ein leicht erregbarer, ärgerlicher, feindseliger, am Leistungsstreben und an Dominanz orientierter Mensch war.

Dieser Typ A war es, der fast 50 Jahre lang durch die gesamte Fachliteratur und die Herzkongresse geisterte. Das Konzept von Rosenman und Friedman gilt heute statistisch als weitgehend widerlegt, doch wie es so ist mit alten Geistern, manchmal spuken sie noch lange im Kopf der Menschen herum.

Ich habe in meinen Herzpatienten noch nie den Typ A gesehen, sondern erlebe sie als sehr feinfühlige Menschen mit großer Offenheit, die sich dadurch aber oftmals schlecht abgrenzen können. Es sind häufig Menschen, die sich sehr fürsorglich um andere kümmern, die sehr verantwortungsvoll, pflichtbewusst und sehr wohl auch am Gemeinsinn orientiert sind, dann aber oft auch schlecht die Grenze der eigenen Belastbarkeit wahrnehmen und einhalten können. Es sind Menschen, die meist »alle Antennen ausgefahren« haben, die Welt um sich herum sehr genau wahrnehmen und deshalb leicht »übersensibel« reagieren können. Der »gesellschaftlich organisierte« Stress, die Lieblosigkeit im Umgang miteinander und mit der Welt findet bei ihnen deshalb einen besonders »guten« Nährboden, auf dem er dann seine schädigende Wirkung entfalten kann. Sicherlich kann man bei Herzpatienten manchmal eine erhöhte Ärgerbereitschaft beobachten, aber jeder Aggression geht bekanntlich eine Frustration voraus.

»Herz-Menschen« sind sehr »bewegte«, leistungsorientierte, engagierte und »energiegeladene« Menschen, was für sich genommen durchaus positiv zu bewerten ist. Denn schließlich sind dies die Schlüsselbegriffe zum Erfolg in unserer Gesellschaft, die wir selbst unseren Kindern täglich predigen. Deshalb muss man sehr genau hinschauen, um herauszufinden, warum der Leistungsbogen so überspannt wurde, dass er gerissen ist. Die Gründe hierfür lassen sich meist in Form von Existenzängsten finden, die oft schon in der frühen Kindheit und Jugend ihren Ursprung haben oder durch kritische Einbrüche und außergewöhnlich starke Belastungen später dann hervorgerufen wurden.

Im Herzinfarkt drückt sich somit auf der einen Seite die individuelle Lebensproblematik des betroffenen Patienten aus, aber der drastische Anstieg der Herzkrankheiten wird gleichzeitig auch zum Spiegel eines gesellschaftlichen Problems.

Der herzgesunde Umgang mit Stress

Es gibt ein intuitives Wissen um die große Bedeutung des Herzens, das sich in der Geschichte der Dichtung, Literatur und Kunst wiederfindet bis hin zum modernen Popsong. Eine Textstelle in einem wunderschönen Liebeslied von den Scorpions lautet: »Heart, I just die in your arms tonight …«, und niemand käme auf die Idee zu singen: »Brain, I just die in your arms tonight …« Unsere Alltagssprache ist von diesem intuitiven Wissen durchdrungen: Der ewige Zweite kann immer noch der »Sieger der Herzen« werden. Wenn wir uns nach etwas sehnen, haben wir einen »Herzenswunsch«, und wenn der sich erfüllt, dann können wir uns »von ganzem Herzen freuen« und uns »geht das Herz auf«. Wenn wir einen Kummer haben, dann »haben wir etwas auf dem Herzen«, und wenn das Problem sich löst, dann »fällt uns ein Stein vom Herzen«. Uns »blutet das Herz«, wenn wir traurig sind, und eine unglückliche Liebe oder ein schwerer Schicksalsschlag kann jemandem »das Herz brechen«.

Das menschliche Gehirn ist ohne Frage das »vornehmste« Organ unseres Bewusstseins, denn mit seiner Hilfe nehmen wir die Welt bewusst wahr. Aber auch unser »Gehirnbewusstsein« hat unterschiedliche Ebenen.

Da ist zunächst die Ebene des rationalen, logischen und analytischen Verstandes. Von so manchem seiner Zeitgenossen wünscht man sich ja ab und an, dass er diese Ebene mehr benutzen würde, dann sähe es auf der Welt besser aus.

Daneben gibt es die Ebene des emotionalen oder intuitiven Bewusstseins. Dies ist der Bereich im Gehirn, in dem unsere Träume und Visionen ihre Heimat haben. Parallel zum rationalen oder analytischen Verstand kann man deshalb mit Hilfe von Visualisierungstechniken sein »bildhaftes Denken« gezielt und sehr wirkungsvoll zur kreativen Problemlösung einsetzen.

Unterhalb davon, auf der Ebene des Stammhirns, sind unsere archaischen, instinktiven und triebhaften Bewusstseinsimpulse angesiedelt; hier werden wir von unbewussten Erinnerungen an unsere tierischen Wurzeln gesteuert.

Vom Stammhirn aus gibt es eine Brücke zum körperlichen oder vegetativen Nervensystem. Die Psycho-Neuro-Immunologie (Wissenschaft von den Zusammenhängen zwischen Psyche, Nerven und Immunsystem) geht heute davon aus, dass auch das vegetative Nervensystem seine eigene Form von Bewusstsein hat, dass es ein Erinnerungsvermögen besitzt und, in begrenztem Umfang, sogar lernfähig ist.

Auf der Ebene des körperlichen oder organischen Bewusstseins besitzt letztendlich jede einzelne Körperzelle ihr eigenes Bewusstsein. Und so ist die Vorstellung, dass wir »mit dem Herzen denken«, nicht nur eine sprachliche Metapher.

In neueren Studien konnten Neurokardiologen nachweisen, dass das Herz nicht wie bisher angenommen überwiegend aus Muskelzellen besteht, sondern zum Großteil auch aus Neural-, also Nervenzellen. Das Herz produziert als endokrine Drüse ein eigenes Hormon, und es liegen Hinweise darauf vor, dass dieses kardiale Hormon auch als Botenstoff in der limbischen Struktur des Gehirns wirksam werden kann, also direkt im Zentrum unserer emotionalen Intelligenz.

Die Dynamik zwischen Herz und Gehirn scheint somit keine Einbahnstraße zu sein, in der das Herz eine Art »dummer Pumpmuskel« ist, ein reiner »Befehlsempfänger« des Gehirns, der auf psychischen Stress mit beschleunigter Aktivität und mit Verengung der arteriellen und koronaren Blutgefäße reagiert. Die wechselseitigen Abhängigkeiten und Stimulationen zwischen Herz und Gehirn sind wahrscheinlich wesentlich komplexer, als man es in den gängigen und etablierten Theorien zur Stressforschung bisher formuliert hat. Sicher wird in der einen Richtung die Arbeits- und Funktionsweise unseres Herzens durch unsere Gehirnaktivität gesteuert, in der anderen Richtung kann aber auch die Arbeits- und Funktionsweise des Herzens selbst direkt das emotionale Erleben in der limbischen Struktur des Gehirns beeinflussen.

Wenige Tage nach der Empfängnis bildet der menschliche Embryo ein winziges Klümpchen pulsierender Zellen, die Anfänge des Herzens. Der schwedische Fotograf Lennart Nilsson hat das Heranwachsen des Embryos im Mutterleib in sehr ergreifenden Fotoserien dokumentiert. Am 22. Tag der Embryonalentwicklung kann man das Herz bereits deutlich erkennen. Es ist noch »außerhalb« des eigentlichen »Körpers« gelagert, ist fast halb so groß wie der gesamte Rest des Embryos und sieht eher aus wie ein dick aufgeblasener Schlauch.

Dieses von außen betrachtet noch winzig kleine, rasend schnell pulsierende Herzchen verkörpert mit jedem neuen Schlag den positiven Impuls des Lebens. Der große arabische Dichter Khalil Gibran schreibt über diesen Impuls in seinem Gedicht »Von den Kindern«: »Eure Kinder sind nicht eure Kinder. Sie sind die Söhne und die Töchter der Sehnsucht des Lebens nach sich selbst.«

Auf der Ebene unseres organischen Bewusstseins können wir

diesem positiven Impuls des Herzens, dieser positiven Energie in uns, die auf Wachstum und Entwicklung ausgerichtet ist, mit jedem Herzschlag, mit jedem Atemzug neu vertrauen, von diesen ersten Tagen im Mutterleib an bis zu dem Tag, an dem es an der Zeit ist, dass wir unseren letzten Atemzug, unseren letzten Herzschlag tun.

Sein Leben im Einklang mit der Weisheit seines Herzens zu führen bedeutet, auf den positiven Impuls des Lebens zu vertrauen.

Das heißt, dass man versuchen sollte, mit dieser positiven und konstruktiven Kraft in Kontakt zu bleiben (oder wieder mit ihr in Kontakt zu treten) und darauf zu vertrauen, dass sie uns in allen Wandlungsprozessen und auf allen bedeutsamen Stationen unseres Lebensweges begleitet.

Wenn Menschen sich in ihrer Persönlichkeitsentwicklung eingeschränkt, behindert oder blockiert fühlen, dann erwachsen daraus »negative« Gefühle wie Resignation oder Depression, aber auch Wut und Aggression. Fühlt sich jemand vom positiven Impuls des Lebens dauerhaft abgeschnitten, dann kann sich die ursprünglich konstruktive Kraft in ihr Gegenteil verkehren und in eine destruktive Dynamik umschlagen. Hass, Gewalt und Zerstörung sind dann die nach außen sichtbaren Folgen.

Wenn wir aufmerksam durchs Leben gehen, können wir mit jedem Atemzug, mit jedem Herzschlag fühlen, wie das Leben von der Weisheit des Herzens »durchpulst« wird, wie die positive Kraft des Herzens sich in unseren unmittelbaren Beziehungen und unseren täglichen Handlungen ausdrücken will.

Der herzweise Weg durchs Leben beginnt damit, dass Kinder sich bedingungslos akzeptiert und geliebt fühlen.

Vom dritten oder vierten Lebensmonat an bis zum ersten Jahr strahlt ein Baby Sie jedesmal mit einem Ausdruck vollkommenen Glücks an, wenn Sie es morgens aus dem Bettchen holen. Später, im zweiten, dritten Lebensjahr, wenn Ihr Kleinkind gerade »Nein, will ich nicht« als Lieblingssatz für sich entdeckt und feststellt, dass es damit außerordentlich viel Erregung bei Ihnen produzieren kann, ist es gut, sich an diese absolute und bedingungslose Liebe zu erinnern.

Wir wachsen heran und Erziehung und Schule beginnen, unseren rationalen Geist zu formen. Das ist auch gut und wichtig, da wir ohne analytische Intelligenz, ohne die Schulung unseres Willens auf dem Niveau unseres »tierischen Bewusstseins« stagnieren würden. Eine Gefahr für das Herz resultiert erst dann daraus, wenn der rationale Geist derart dominant wird, dass er uns von unseren herzweisen Emotionen, also vom Gefühl für die ursprünglichste Vitalität in uns, abzuschnüren droht.

Es ist wichtig, sich auch im erwachsenen Leben einen Raum für Träume und Visionen, für die Sehnsucht des Herzens zu bewahren.

Und auch Liebe spielt eine große Rolle. Den Weg des Herzens gehen heißt den Weg der Liebe gehen. Liebe wird dort schnell schal, nicht mehr als ein kitschiges Wort, wo sie nicht konkret wird und sich in unseren alltäglichen Handlungen und Beziehungen auch ausdrückt. Liebe kann nur auf einem Nährboden von Freiheit wachsen, und deshalb lässt eine herzweise Partnerschaft dem anderen genug Freiraum, um seine Persönlichkeit frei zu entfalten. Das bedeutet seinen Partner immer wieder in seinen Möglichkeiten und Potenzialen zu sehen, sich gegenseitig in seiner Entwicklung zu unterstützen und zu fördern, damit das Zusammenleben nicht in einer Zwangsgemeinschaft endet, in der zwei Galeerensklaven aneinander gekettet durchs Lebens rudern. So kann man auch an Krisen miteinander wachsen oder kann zumindest gemeinsam zu konstruktiven Lösungen finden.

Die meisten Menschen arbeiten eigentlich sehr gern, und es ist durchaus wichtig, sich herauszufordern und sich immer wieder neue Ziele zu setzen. Doch anstelle von Freude, Kreativität und Herausforderung empfinden viele Menschen ihren Beruf und die tägliche Arbeit nur als lästige Pflicht. Ständig wachsende Anforderungen und eine permanente Leistungsverdichtung führen zu negativem Stresserleben.

Zu einem herzgesunden Leben gehört auch, sein Herz dort zu schützen, wo die Grenzen der Belastbarkeit erreicht oder überschritten werden.

Deshalb ist es wichtig, neue Wege zu finden, die einen gelasseneren und konstruktiven Umgang mit Stress ermöglichen. Dazu ist ein gezieltes mentales Training, das hilft, alte und eingeschliffene gedankliche Muster zu durchbrechen, genauso wichtig wie ein intelligenter und kreativer Umgang mit Problemen durch eine strategische Vorgehensweise.

Giftiger Stress für das Herz sind dauernde Hetze, ständiger Termin- und Zeitdruck. Trotz technologischen Fortschritts und des Einsatzes zahlreicher »Zeitsparmaschinen« im Haushalt und im Beruf leiden gerade die Menschen in den Industrienationen zunehmend unter ständiger Zeitnot. Daraus erwächst das Gefühl, nie Zeit zu haben, besonders für sich selbst. Eine umfassende Therapie zum Schutz und zur Heilung des Herzens sollte daher immer auch eine Therapie der eigenen Zeitwahrnehmung und des Erlebens von Zeit beinhalten.

Die Mystik des Herzens weist auf eine Dimension hin, die über den bewussten oder rationalen Verstand hinaus- beziehungsweise tiefer in uns hineinreicht. Auf »unbewusster« Ebene hat auch der moderne, »technisierte« Mensch ein tiefes Bedürfnis nach Spiritualitat, möchte er sich mit den Wurzeln der Menschheit verbunden und in den »großen Kreislauf des Seins« eingebunden fühlen. Durch die Praxis der Meditation kann man von dieser Dimension im Herzen berührt werden. Durch Achtsamkeit und Erleben der Gegenwart kann man sich das »Staunen für die Welt« im Herzen bewahren.

Der Mensch braucht aber auch eine förderliche Umwelt, eine Kultur der Wertschätzung und des respektvollen, liebevollen Umgangs miteinander, damit Herzweisheit wachsen und gedeihen kann. Deshalb darf man bei einer Therapie zur Prävention und Heilung der Herzkrankheiten, neben den individuellen, psychologischen Strategien, die gesellschaftlichen, politischen und wirtschaftlichen Rahmenbedingungen nicht ausblenden.

Herzweisheit wächst deshalb auch nicht durch ein »Kreisen um sich selbst«, sondern dadurch, dass wir uns mit dem »Pulsschlag der Welt« verbunden fühlen. Das bedeutet, dass wir unsere Augen und unsere Herzen vor dem Leid in der Welt nicht verschließen können. Um nicht in einer Gesellschaft kalter Herzen zu erstarren, darf man sich durchaus von Armut, Hunger, Krieg und Not berühren lassen, aber man sollte nicht in Hilflosigkeit und Resignation erstarren, sondern immer auch nach neuen Wegen suchen, wie sich diese komplexen Probleme lösen lassen.

Der Steinzeitmensch in uns – Die biologische Bedeutung der Stressreaktion

Stress ist ein ganz natürlicher Vorgang, der uns in einen Zustand erhöhter körperlicher Leistungsbereitschaft versetzt und geistig wach macht, damit wir auf neue und ungewohnte Umweltreize schnell reagieren können. Dies hat uns in der Evolution bisher das Überleben gesichert. Wir können so aus einem Ruhezustand schnell in die Kampf- oder Fluchtbereitschaft überwechseln. Nur müssen wir aufpassen, dass wir damit nicht in einer evolutionären Sackgasse enden wie einst die Dinosaurier. Heute sind es die täglichen Herausforderungen einer komplexen, schnellen und technisierten Welt, die diese körperlichen Reaktionen in uns hervorrufen, die uns eigentlich auf Flucht oder körperlichen Kampf vorbereiten sollten. Wenn wir uns über einen Kollegen, den Chef oder einen Kunden ärgern, rennen wir jedoch nicht durchs Büro, klopfen mit der Keule auf den Schreibtisch und fordern den Feind zum Kampf heraus. Wir bleiben im Bürostuhl sitzen, äußerlich ruhig und gelassen, innerlich aber oft so erregt, dass uns das Adrenalin förmlich aus den Ohren herauskommt. Wir implodieren statt zu explodieren.

Hypophysenhormone regen dann den Sympathikus im vegetativen Nervensystem an, woraufhin es über die Nebennieren zur Ausschüttung der Stresshormone Adrenalin, Noradrenalin und Cortisol kommt. Dies bewirkt eine Aktivierung und Beschleunigung des Herz-Kreislauf-Systems. Die arteriellen Blutgefäße werden verengt, der Blutdruck steigt, der Puls wird beschleunigt, die Atemfrequenz und der Sauerstoffbedarf steigen, die Muskelspannung erhöht sich. Auch die Thromboseneigung (die Gerinnungsfähigkeit des Blutes) ist unter Stress erhöht, da die Natur bei Stress denkt, wir müssten im nächsten Moment gegen einen Feind oder ein wildes Tier kämpfen und könnten dabei ja verwundet werden und verbluten. Nur sind es heute nicht mehr die äußeren, körperlichen Kämpfe, die uns bedrohen, es sind die inneren Kämpfe und seelischen Verwundungen, die ihre Spuren im Herzen hinterlassen.

Wenn ich Ihnen mit diesem Buch zum Schutz des Herzens auch eine Anleitung zur Stressreduktion gebe, so besteht sie nicht darin, jeden Stress zu vermeiden. Mit den Stresshormonen ist das genau wie mit den Gewürzen im Essen: Ohne sie wäre das Leben fad und geschmacklos. Wir brauchen also ein gewisses Maß an Stressreaktion, um leistungsfähig zu sein. Wir brauchen eine optimale Aktivierung des Herz-Kreislauf-Systems, um in einen Zustand optimaler körperlicher Aktivität zu kommen, damit »der Motor gut läuft«.

Darüber hinaus haben die Stresshormone auch eine wichtige Bedeutung für unsere geistige Kreativität. Noradrenalin wirkt nicht nur auf das Herz-Kreislauf-System stimulierend, sondern hat im Gehirn die Funktion eines Neurotransmitters, eines Botenstoffes zwischen den Gehirnzellen, und fördert so die geistige Wachheit. Auch das Stresshormon Cortisol kann feste Verschaltungen zwischen den Gehirnzellen, auflösen und dadurch die Zellen anregen, neue Verknüpfungen einzugehen, wodurch kreative Problemlösungen überhaupt erst ermöglicht werden.

Eine Gefährdung für das Herz-Kreislauf-System besteht erst dann, wenn der negative Stress überhand nimmt und wir in einen Zustand von Daueralarm geraten.

Wenn der Herzschlag den ganzen Tag beschleunigt ist und der Blutdruck durch häufige Ärgersituationen immer wieder in die Höhe schnellt, kann man sich seinen Bluthochdruck regelrecht selbst antrainieren, da auch unser vegetatives Nervensystem in gewissem Umfang lernfähig ist. Der Muskeltonus ist im negativen Stress nicht nur erhöht, sondern überhöht, so dass es zur Verkrampfung der Muskulatur kommt. Auch auf den Herzmuskel kann ein permanent überhöhter Muskeltonus irgendwann schädigend wirken. So kann man einen Herzinfarkt nicht nur als eine Verengung in den Herzkranzgefäßen verstehen, sondern auch als eine Verkrampfung des Herzens. Ein durch negativen Stress überhöhter Cortisolspiegel sorgt nicht mehr für geistige Kreativität, sondern für ein Gefühl von Orientierungslosigkeit, Verwirrung und Angst. Deshalb sind zur Stressreduktion und somit zum Schutz des Herzens zwei Dinge wichtig:

1. Man sollte ein Entspannungsverfahren lernen.

So kann man üben, wie man sich nach Phasen mit vermehrter Erregung und Anspannung geistig selbst beruhigt. Dabei werden die Stresshormone wieder abgebaut und der Körper kommt zur Ruhe, die innerlichen Spannungszustände lösen sich.

2. Für die Herzprävention ist es wichtig, regelmäßig Ausdauersport zu treiben.

Hierbei werden nicht nur Stresshormone abgebaut, auch die körperliche Stresstoleranz wird insgesamt deutlich verbessert.

Steinzeitmensch im Stress

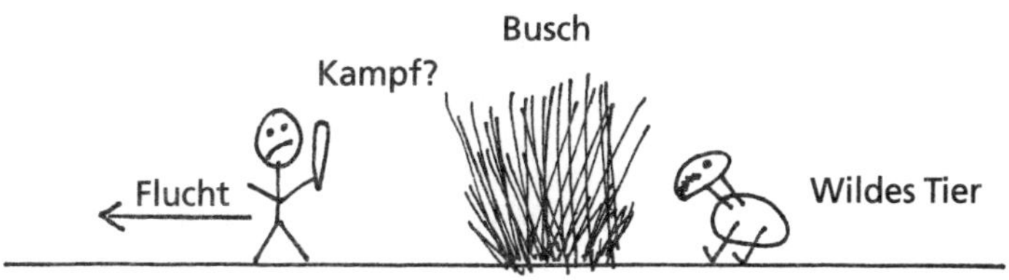

Homo modernus technicus im Stress

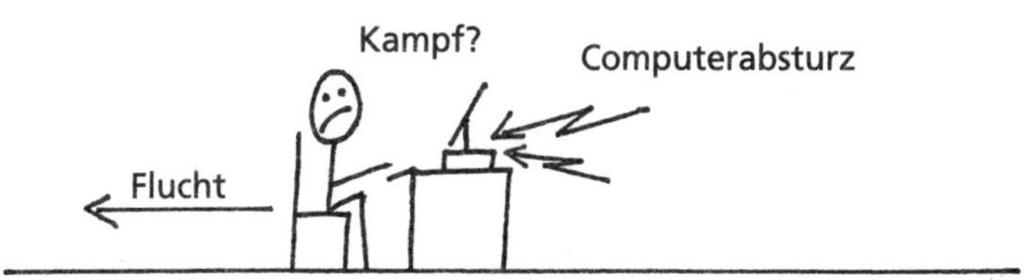

Stress aktiviert den Steinzeitmenschen in uns. Für den Steinzeitmenschen war Stress immer mit einer unmittelbaren und realen Gefahr für Leib und Leben verbunden. Wenn er auf der Suche nach Beute durch die Steppe joggte und an einem Busch vorbeikam, aus dem plötzlich ein fürchterliches Brüllen ertönte, dann lief im Bruchteil von Sekunden die oben beschriebene Stressreaktion in ihm ab. Nun lag es an ihm zu erkennen, »was da wohl im Busch war«. Lohnte es sich, den Kampf aufzunehmen und womöglich fette Beute zu machen? Oder war das Tier hinterm Busch eine Nummer zu groß für ihn und es war besser, sich so schnell wie möglich davon zu machen? Stress in Verbindung mit der Wahrnehmung einer unmittelbaren Gefahr oder existenziellen Bedrohung aktiviert somit immer das körperliche Notfall- und Alarmprogramm im Menschen.

Dies hat die Evolution uns von Generation zu Generation bis zum heutigen Tag in vollem Umfang vererbt. Nur sind unsere existenziellen Bedrohungen heute wesentlich subtiler gelagert. Das kann ein Computerabsturz sein, einen Tag bevor man eine wichtige Präsentation hat und die CD mit der Sicherungskopie nicht mehr auffindbar ist. Oder in einem Unternehmen kursieren Übernahmegerüchte und Vermutungen darüber, dass einzelne Abteilungen aufgelöst werden sollen. Oder wir fühlen uns von den Auswirkungen des weltweiten Terrorismus bedroht. In all den Situationen, wo wir heute zwar nicht mehr unmittelbar an Leib und Leben bedroht sind, in denen wir aber eine potenzielle Gefahr für unsere Existenz wahrnehmen, versuchen wir also zu erkennen, »was da im Busch ist«, und aktivieren mehr oder weniger stark unser psychisches und körperliches Alarmsystem.

Deshalb liegt die Kunst der Stressbewältigung in der richtigen Einschätzung von Umweltreizen. Raschelt da nur ein kleiner Vogel im Busch und wir ängstigen uns ganz umsonst – oder springt gleich ein Tiger raus und es wäre besser, sich rechtzeitig in Sicherheit zu bringen.

Die Stresstreppe unterbrechen – Daueralarm vermeiden

Was wir aus diesen Zusammenhängen über die Bedeutung und die Wirkung der biologischen Stressreaktion lernen können, ist Folgendes: Stress an sich ist nicht schädlich. Ein gewisses Maß an Stress brauchen wir, um körperlich und geistig aktiv und leistungsstark zu sein, um Gefahren erkennen und auf neue und ungewohnte Situationen schnell reagieren zu können. Wir modernen Zivilisationsmenschen müssen daher lernen, wie wir unsere biologisch ererbten Verhaltensweisen und Reaktionsmuster so verändern und anpassen, dass wir den Anforderungen einer komplex vernetzten, hoch dynamischen und technisierten Umwelt gerecht werden.

Für das Herz-Kreislauf-System kann Stress erst dann eine schädigende Wirkung entfalten, wenn wir in den beschriebenen Zustand von Daueralarm geraten. Denn welchen beruflichen oder privaten Belastungsfaktoren auch immer man ausgesetzt ist, wichtig ist, dass man seine »Stresstreppe« immer wieder unterbricht. Als Stresstreppe bezeichnet man den Effekt, dass bei permanenter Anspannung auch die Stresshormone im Körper kumulieren.

Wir entfernen uns dann immer weiter von unserer psychovegetativen Normallage, also von dem Zustand, in dem wir uns wohl und ausgeglichen fühlen und zugleich besonders leistungsfähig sind. In der psycho-vegetativen Normallage meint man, »mit frischer Kraft ans Werk« gehen zu können. Man kann sich anstrengen und hat dabei gleichzeitig das Gefühl, dass es gut läuft und dass man vorankommt. Je weiter wir uns durch vermehrte Anspannung und gesteigerten Stress vom Zustand der Normalspannung entfernen, umso mehr verlieren wir unsere natürliche Fähigkeit zur Entspannung und Regeneration.

Das Ausmaß der schädlichen Wirkung von Stress ergibt sich aus dem Verhältnis der Summe beruflicher und privater Belastungsfaktoren und der Dauer der Einwirkung dieser Faktoren.

Die Stresstreppe

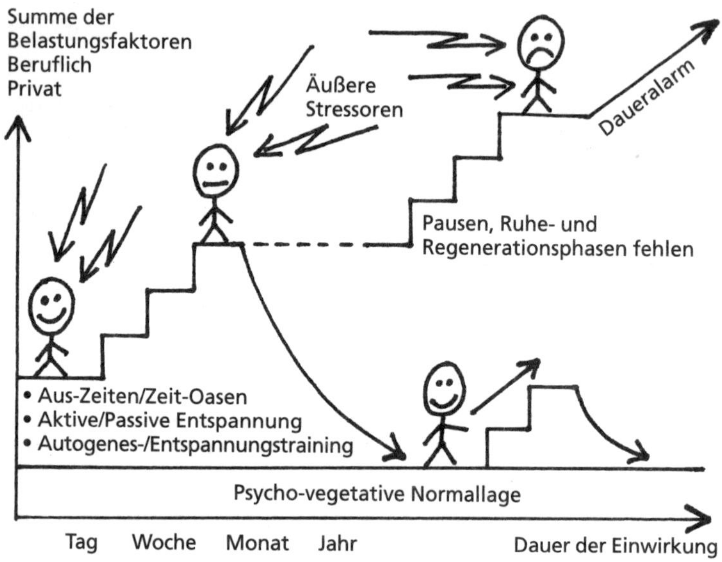

Doch der Körper kann durchaus einiges an Stress vertragen. Wenn wir also mal ein paar Tage lang unsere Stresstreppe fleißig emporgestiegen sind, weil wir außergewöhnlichen Belastungen ausgesetzt waren, so bekommen wir nicht gleich einen Herzinfarkt.

Ein Risiko für das Herz besteht erst dann, wenn die Phasen von Daueralarm über Wochen, Monate oder gar über Jahre anhalten. Irgendwann melden sich dann Körper und Seele mit Zuständen von Erschöpfung. Nimmt man diese Alarmsignale nicht mehr wahr und geht weiter über die Grenzen seiner physischen und psychischen Belastbarkeit hinweg, entsteht aus psychosomatischer Sicht ein akutes Risiko für das Herz-Kreislauf-System.

Folgende Alarmsignale können auf ein ein psycho-vegetatives Erschöpfungssyndrom hinweisen:

Körperliche Symptome
- Herzrhythmusstörungen
- Bluthochdruck
- Spannungskopfschmerz, Migräne
- Nervöser Magen oder Darm
- Allgemeine körperliche Verspannungen, besonders im Hals- und Nackenbereich und im Rücken
- Chronische Müdigkeit

Seelische Symptome
- Leichte Reizbarkeit und geringe Frustrationstoleranz
- Gefühl einer ständigen inneren Unruhe
- Einschlaf- und Durchschlafstörungen
- Verlust der Freude an ausgleichenden Freizeitbetätigungen
- Erschöpfungsdepression mit Gefühlen von Antriebslosigkeit, Hoffnungslosigkeit und Resignation

Um Daueralarm zu vermeiden, ist es wichtig, über Strategien aktiver und passiver Entspannung zu verfügen, mit denen man seine Stresstreppe regelmäßig unterbrechen kann. Man sollte jeden Tag, möglichst in der Tagesmitte, einmal eine Unterbrechung mit einer Entspannungsübung einlegen, um die Kräfte wieder aufzufrischen. Idealerweise lernt man ein Entspannungsverfahren, Autogenes Training oder ein meditatives Verfahren, um in einer Pause von circa 15 bis 20 Minuten Körper und Geist die Möglichkeit zu geben, sich zu regenerieren. Stresshormone werden dabei abgebaut, und wir pendeln uns wieder auf unserer psycho-vegetativen Normallage ein. In der zweiten Tageshälfte können wir dadurch mit frischen Kräften wieder ans Werk gehen. Die Zeit, die man in die Entspannungsphase »investiert«, »rechnet« sich zum einen dadurch, dass man nach einer solchen Entspannungsphase leistungsfähiger und kreativer ist. Zum anderen »rechnet« sich diese Zeit nicht nur durch ein unmittelbar verbessertes körperliches Wohlbefinden nach der

Entspannung, sondern langfristig auch durch eine nachweisbare Abnahme körperlicher Folgeschäden durch Dauerstress.

Außerdem ist es wichtig, über Strategien der Selbstbelohnung zu verfügen. Dabei sind aktive und passive Entspannungsstrategien gleich gut geeignet, um nach einem anstrengenden Tag »wieder runterzukommen«. Zur aktiven Regeneration kann körperliches Training dienen. Passive Entspannung bedeutet, sich selbst das Recht einzuräumen, noch »ein Stündchen« faul zu sein, um Musik zu hören, einen guten Roman zu lesen oder sich einen schönen Film anzusehen. Man sollte dem eigenen Herzen, Körper und Leben diese Priorität einräumen.

Es ist wichtig, seinen Tagesablauf durch Aus-Zeiten zur Regeneration zu unterbrechen und seine Zeit-Oasen zu pflegen, in denen positive Lebensgefühle wachsen können.

Arbeit macht das Herz nicht krank! Positiver und negativer Stress

Das Wort »Stress« kommt aus dem Englischen und bedeutet übersetzt »Spannung« oder »Anspannung«. Es wurde zunächst in den Ingenieurswissenschaften verwandt, wenn mit unterschiedlichen Materialien und Werkstoffen Spannungs-, Belastungs- und Bruchtests durchgeführt wurden. Soziologen und Psychologen übertrugen es dann auf die menschliche Seele. Angesichts der sich rasch wandelnden Anforderungen in der Zivilisations- und Leistungsgesellschaft ging es ihnen darum herauszufinden, wann der Mensch bei anhaltendem äußerem Druck und bei Belastungen an Körper und Seele Schaden nehmen kann. Sie versuchten, Aussagen darüber zu machen, wie man das individuelle Spannungsprofil eines Menschen beschreiben und an welchen physischen und psychischen Merkmalen man den Punkt seiner maximalen Belastbarkeit erkennen kann.

Anspannung ist nicht schädlich für das Herz. Manchmal liest man einen spannenden Roman oder schaut sich einen spannenden Film an und entspannt sich dabei. Spannende Entspannung. Anspannung und Stress gehören selbstverständlich zum Leben.

Arbeit bedeutet immer auch Anspannung, Konzentration und Leistung, was ja an sich nicht schädlich ist, und auch viel Arbeit darf man nicht mit negativem Stress verwechseln. Manchmal hat man einfach viel zu tun und fühlt sich dabei aber in keiner Weise gestresst, im Gegenteil. Selbstständige fühlen sich eher gestresst, wenn wenig zu tun ist, weil dadurch irgendwann die Existenz des Unternehmens bedroht ist. Stress kann nicht nur durch Überforderung und Aufgabenüberlastung entstehen, sondern ebenso durch ein Gefühl von Unterforderung. Zum Beispiel wenn jemand in einem Unternehmen mehr leisten möchte und auch könnte, aber nicht zum Zug kommt. Wenn er seine Ideen nicht einbringen kann und das Gefühl hat, permanent unter seinen Möglichkeiten und eigentlichen Potenzialen arbeiten zu müssen.

Zum Risikofaktor für das Herz wird Stress erst dann, wenn die Bilanz zwischen positivem und negativem Stress nicht mehr stimmt und die negativen Stressoren überwiegen. Wenn wir nicht mehr von positiven Zielen und Herausforderungen geleitet werden, sondern Angst unseren Lebensrhythmus bestimmt, wenn wir zu Getriebenen im eigenen System geworden sind.

Und auch negativer Stress gehört zum Leben. Wir erleben alle mal eine »Niederlage« im Beruf oder Privatleben, müssen lernen, mit Problemen, die sich uns in den Weg stellen, fertig zu werden. Da hat man sich vielleicht monatelang für ein bestimmtes Projekt ins Zeug gelegt, hat unzählige Überstunden gemacht, nur um am Ende zu erleben, wie es im letzten

Moment doch noch abgelehnt wird. Oder man wirbt als Außendienstler engagiert um Kunden, erzielt aber aufgrund einer allgemein trüben Wirtschaftslage nur wenig lohnende Abschlüsse.

Um beurteilen zu können, ob man sich mit seinem Stresserleben noch im grünen Bereich bewegt oder ob man bereits einer Gesundheitsgefährdung durch anhaltenden negativen Stress ausgesetzt ist, muss man ein Gefühl für die Bilanz zwischen negativem und positivem Stress bekommen.

Merkmale für positiven und gesunden Stress

- Aktivität, Leistung und Engagement mit Aussicht auf Erfolg und Anerkennung
- Anforderungen werden als Herausforderung erlebt
- Gefühl der Machbarkeit, »Das schaffe ich«, das Gefühl, die Dinge im Griff zu haben.

  Stress ist mental immer dann gut zu ertragen, wenn man weiß, dass er auch wieder vorübergeht.

  Wichtig ist immer die Belohnungsphase, denn den Anspannungs- und Leistungsphasen müssen Ruhe- und Regenerationsphasen folgen.

Merkmale für negativen und krank machenden Stress

- »Sisyphus-Syndrom«: Aufgrund permanenter Aufgabenüberlastung entwickelt man das Gefühl, nie fertig zu sein, egal wie viel man arbeitet.
- Jede weitere Anforderung wird als Bedrohung erlebt.
- Sorgen und Probleme türmen sich wie ein »unüberwindbares Gebirge« vor einem auf und lösen Angstgefühle aus.
- Trotz Leistung und Einsatz bleiben Anerkennung und Erfolg aus.

Anspannung und Anstrengung werden daraufhin immer weiter erhöht – im selben Maß werden Ruhe- und Regenerationsphasen reduziert und fehlen irgendwann ganz.

Die Folge ist: Daueralarm und Phasen psycho-vegetativer Erschöpfung.
Mit Hilfe dieser Merkmale für positiven und negativen Stress kann man schnell erkennen, in welchem Feld von Stress man sich überwiegend bewegt, und kann darauf reagieren.

Und so lässt sich auch für den armen Sisyphus eine Lösung finden. In der griechischen Mythologie wird Sisyphus für seine Verachtung der Götter, seinen Hass gegenüber dem Tod und seine Liebe zum Leben mit einer Marter bestraft, bei der sein ganzes Sein sich abmüht und nichts zustande bringt. Unter großen Anstrengungen muss er einen schweren Stein einen steilen Berg hinaufwälzen, und kaum hat er sein Ziel erreicht, muss er mit ansehen, wie dieser wieder in die Tiefe rollt, aus der er ihn wieder hinaufrollen muss. Er steigt also hinab, um die Aufgabe in Angriff zu nehmen. Und auf diesem Abstieg, während dieser Pause, dieser Stunde, die gleichsam ein Aufatmen ist und die ebenso zuverlässig wiederkehrt wie sein Unheil, findet seine Befreiung statt. Es ist die Stunde des Bewusstseins.

Darin besteht die geheime Freude des Sisyphus: in dem Erkennen, dass sein Schicksal ihm gehört. Sein Fels ist seine Sache. Sisyphus' Freiheit ist eine geistige. Die Götter können ihm zwar eine Marter auferlegen, aber welche Haltung er ihr gegenüber einnimmt, können sie ihm nicht diktieren. Und seine Freiheit liegt im Ausschöpfen der Pausen während des Abstiegs, die genauso zuverlässig und regelmäßig wiederkehren wie die Anstrengung.

Und genau dort, wo Sie sich wie ein moderner Sisyphus vorkommen, wo Sie das Gefühl haben, egal wie sehr Sie sich auch anstrengen und wie lange Sie arbeiten, »der Aufgabenberg« wird nie kleiner, genau dort versuche ich Ihnen mit diesem Buch neue Perspektiven zu eröffnen, damit Sie das Maß Ihrer persönlichen Freiheit erkennen können, egal welchen Stein Sie gerade welchen Berg hinaufrollen.

Im Leerlauf Vollgas geben

Ein Risiko für das Herz-Kreislauf-System durch Stress entsteht also erst dann, wenn negativer Stress über lange Zeiträume hinweg und in »hohen Dosen« einwirkt. Das ergibt sich in erster Linie aus der unterschiedlichen Art, Zusammensetzung und vor allem aus der unterschiedlichen Dosis an Stresshormonen, die beim positiven und beim negativen Stress freigesetzt werden.

Negativer Stress ist immer eine potenzielle Bedrohung und Gefahr; er löst Angst aus, wodurch das körperliche Alarmprogramm aktiviert wird.

Zunächst nehmen wir Umweltreize über die Hirnrinde und das Großhirn wahr, wo eingehende Informationen bewusst und intellektuell verarbeitet werden. Parallel dazu wird aber auch das Limbische System im Gehirn stimuliert, der Bereich unterhalb des Großhirns, den man auch als das Zentrum unserer emotionalen Intelligenz bezeichnet. Das Limbische System besteht aus der Gürtelwindung, die sich in der rechten und der linken Gehirnhälfte direkt unter dem Großhirn befindet. Des Weiteren gehören zum Limbischen System der Hippocampus, den man als den »Hüter der Gedächtniszellen« bezeichnet, und ein tief im Gehirn direkt über dem Stammhirn liegender Bereich, die Amygdala (Mandelkern). Hier wird abgespeichert, ob Ereignisse oder Situationen für den Organismus angenehm, unangenehm oder schädlich waren.

Unter Stress findet somit nie nur eine bewusste oder rationale Bewertung einer Situation statt, sondern gleichzeitig und parallel dazu werden wir von »unbewussten« und emotionalen Prozessen gesteuert. Beim Gefühl von Bedrohung und Angst wird die so genannte Stressachse aus Amygdala → Hypophyse → Hirnstamm aktiviert, was zur Folge hat, dass eine Kettenreaktion von Stressanpassungen im Körper ausgelöst wird. Zunächst kommt es zur vermehrten Produktion und Freisetzung von Stresshormonen im Stammhirn. Hier wird Noradrenalin ausgeschüttet, das als Neurotransmitter (Botenstoff zwischen den Nervenzellen) aktivierend auf Puls und Atemfrequenz wirkt; es kommt zu einer Erhöhung des Blutdrucks. Gleichzeitig wird der Sympathikus im vegetativen Nervensystem stimuliert, und über das Nebennierenmark werden die Stresshormone Adrenalin und Noradrenalin freigesetzt. Dies führt zu einer weiteren Beschleunigung im Herz-Kreislauf-System und zu einer Verengung der arteriellen Blutgefäße, wodurch der Blutdruck nochmals steigt. Beim negativen Stress sind die Adrenalin- und Noradrenalinwerte oft über lange Zeit hinwegen deutlich erhöht, was zu chronischem Bluthochdruck führen kann. Bluthochdruck ist einer der entscheidenden Risikofaktoren für einen Herzinfarkt, weil dadurch auf Dauer die Gefäßwände brüchig werden, was wiederum den Prozess von Arteriosklerose (Bildung arteriosklerotischer Plaques oder Ablagerungen an den Gefäßinnenwänden) beschleunigt.

Unter negativem Stress produziert die Nebennierenrinde vermehrt Cortisol, was auf der einen Seite wichtig ist, da die Körperzellen nun weniger auf Insulin reagieren. Sie nehmen weniger Glukose auf, die uns dann als »Treibstoff fürs Gehirn« zur Verfügung steht. Eine bei negativem Stress dauerhaft erhöhte Cortisolkonzentration hemmt allerdings die Funktion des Hippocampus. Deshalb können wir uns gerade unter Stress oft nicht an Dinge erinnern, die uns normalerweise sofort einfallen, und man erlebt einen Blackout gerade dann, wenn man ihn am wenigsten gebrauchen kann.

Synaptische Aktivität aus Alarmerfahrungen führt zu einer vermehrten Freisetzung des Nervenbotenstoffes Glutamat. Dadurch kann es zu einer Zerstörung von Nervenzellen im Gehirn kommen, was in extremen Stresssituationen zu Zuständen von Orientierungslosigkeit und Verwirrung führen kann. Gleichzeitig werden die Neurotransmitter Serotonin und Dopamin in ihrer Funktion gehemmt. Da diese Botenstoffe aber unseren Gefühlshaushalt entscheidend beeinflussen, kommt es zusätzlich auch noch zu einem Stimmungstief, zu Gefühlen von Hoffnungslosigkeit und Resignation.

Wie wäre es wohl um die Haltbarkeit Ihres Motors bestellt, wenn Sie mit Ihrem Auto vor jeder roten Ampel minutenlang im Leerlauf Vollgas geben würden? Die gleiche schädigende Auswirkung hat negativer Stress auf unser Herz-Kreislauf-System. Wir sind dann körperlich voll aufgedreht, ohne diese Energie in Bewegung umsetzen zu können. Unter negativem Stress fahren wir sozusagen Vollgas mit angezogener Handbremse, denn wir sind körperlich zwar aufgepuscht, dabei aber mental blockiert.

Anders bei positivem Stress. Im Prinzip läuft dabei eine ähnliche körperliche Reaktion ab, aber die Anpassung des Körpers an den Stress erreicht dabei gerade ein optimales Maß und unsere Körperfunktionen werden von genau der richtigen Dosis an notwendigen Stresshormonen reguliert.

Bei positivem Stress kommt es zur optimalen Stimulation des Sympathikus im vegetativen Nervensystem, und dadurch wird das Herz-Kreislauf-System gerade so weit aktiviert, dass wir uns angeregt, wach und leistungsstark fühlen.

Ein optimales Level an Cortisol und Glukose sowie eine optimale Regulation der Neurotransmitter Serotonin und Dopamin sorgen für einen ausgeglichenen Gefühlshaushalt, bewirken gleichzeitig eine Steigerung der geistigen Leistungsfähigkeit und ermöglichen eine kreative Problemanalyse.

Bei der Erklärung, warum positiver Stress nicht krank macht, schreibt man der Hormongruppe der Endorphine eine immer größere Bedeutung zu. Endorphine sind körpereigene Opiate, die eigentlich der Schmerzregulation dienen. Bei positiven Erfolgen oder beim Verliebtsein können sie aber auch den angenehmen Zustand eines »fließenden Glücksgefühls« in uns auslösen. Auch beim Ausdauersport werden nach einer gewissen Zeit vermehrt Endorphine freigesetzt, der so genannte »Runners High«. An allen körperlichen Prozessen zum Aufbau und zur Regeneration sind Endorphine beteiligt. Auch im Entspannungszustand werden sie in gewissem Umfang freigesetzt. Aber keine Angst, selbst bei regelmäßigem Entspannungstraining können Sie nicht zum »Endorphinjunkie« werden.

Die Erkenntnisse über negativen und positiven Stress sowie Herzprävention lassen sich in einem Satz zusammenfassen:

Negativen Stress reduzieren und positiven Stress beibehalten ist der beste Schutz fürs Herz.

Es ist wichtig, zwischen äußerem, gesellschaftlichem Stress, also dem Moment, wo Druck von außen auf uns einwirkt, und innerem, mentalem Stress, dem Moment, wo wir uns selbst unter Druck setzen, zu unterscheiden.

Oft fühlen wir uns durch unsere Umwelt gestresst, sei es der Nachbar, der am Samstagmittag genau dann anfängt, seinen Rasen zu mähen, wenn wir auf der Terrasse unser Nickerchen machen möchten. Sei es der Vorgesetzte, der einen unter Arbeits- und Zeitdruck setzt. Aber auch der steht unter Druck. Dem Druck eines Vorstandes, der sich wiederum von den allgemeinen wirtschaftlichen und politischen Rahmenbedingungen in einem schnellen globalisierten Weltwirtschaftssystem unter Druck gesetzt fühlt. Untersuchungen zur Gewichtung der Faktoren des gesellschaftlichen Stresserlebens haben ergeben, dass einer der größten Stressfaktoren für die Menschen derzeit die Angst um den Arbeitsplatz ist. Hinzu kommen Faktoren wie: permanente Leistungsverdichtung und Effizienzsteigerung, die zu einem ständigen Termin- und Zeitdruck führt, ein schlechtes Betriebsklima durch mangelhafte, intransparente Kommunikation und fehlende Mitarbeitermotivation sowie das Gefühl der Informationsüberflutung.

Manchmal sind es aber auch die Belastungen im Privatleben, zum Beispiel durch finanzielle Probleme, Sorgen um einzelne Familienmitglieder oder durch Ärger und Streit in Familie, Partnerschaft oder dem sozialen Umfeld, die den Stresspegel drastisch steigen lassen.

Wenn wir aber, wie das »Kaninchen vor der Schlange«, nur auf die äußeren Lebensbedingungen starren und glauben, unser eigenes Stresserleben hinge nur von unserem Umfeld ab, dann können wir das Maß der individuellen Freiheit nicht mehr erkennen, mit dem wir selbst auf die Zustände von äußerem Stress einwirken und sie verändern können.

Die individuelle Perspektive des Stresserlebens beleuchtet die Einstellung, mit der wir an die Dinge herangehen: Es ist immer auch die Frage, wo und in welchem Ausmaß man sich selbst zu viel Stress macht. Wo man sich selbst durch übertriebenen Ehrgeiz zu sehr unter Druck setzt und übermotiviert an die Dinge herangeht, wodurch man sich hat demotivieren lassen, oder wenn man ein übersteigertes (materielles) Anspruchsdenken unreflektiert in das eigene Wertesystem übernimmt. Übertriebener Perfektionismus und ein »Muss-Denken« (»Ich muss unbedingt …«) sind ein »geeigneter« Weg, um sich selbst Druck zu machen. Eine erhöhte Impulsivität und Ärgerbereitschaft sorgt in aller Regel auch für gesteigerten Stress im gesamten Lebensumfeld. Negatives Zukunfts- und Katastrophendenken zählen zu den stärksten mentalen Stressoren. Für das Ausmaß des individuellen Stresserlebens ist es zudem wichtig zu überprüfen, ob man sich nicht selbst ständig einen zu engen Zeitrahmen setzt und sich keine Zeit für Muße, Erholung und Entspannung mehr einräumt.

Nun ist es leider so, dass sich die äußeren und inneren Stressoren wechselseitig beeinflussen und gegenseitig »hochschaukeln« können. Man kann sich das wie eine äußere und innere

Bewegung von Stress vorstellen. In dem Moment, wo der Druck und die Spannung von außen zunehmen, reagieren wir parallel dazu und im gleichen Maß mit einer Zunahme an mentaler Spannung, bis wir in einen Zustand psychischer und dann auch physischer Überspannung und Verkrampfung kommen. Deshalb ist es wichtig, sich immer wieder klar zu machen, dass wir eine äußere Bewegung von Stress nicht mit derselben inneren Bewegung beantworten müssen.

Denn in welchem »Feld von Stress« wir uns auch immer bewegen, ob es sich um beruflichen Stress handelt oder um Stress in unserem unmittelbaren sozialen oder privaten Umfeld, entscheidend für das individuelle Stresserleben ist die eigene Haltung, mit der man den äußeren Stressoren begegnet.

Die Freiheit liegt darin zu erkennen, dass das individuelle Stresserleben nicht nur dadurch entsteht, wie der »Stress uns anschaut«, sondern genauso dadurch, wie »wir den Stress anschauen«.

Die gesellschaftliche Perspektive von Stress – typische äußere Stressoren

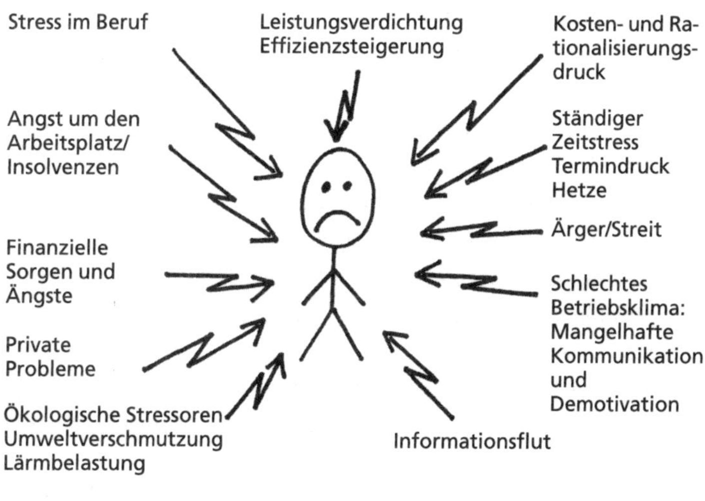

Die individuelle Perspektive von Stress –
typische mentale Stressoren

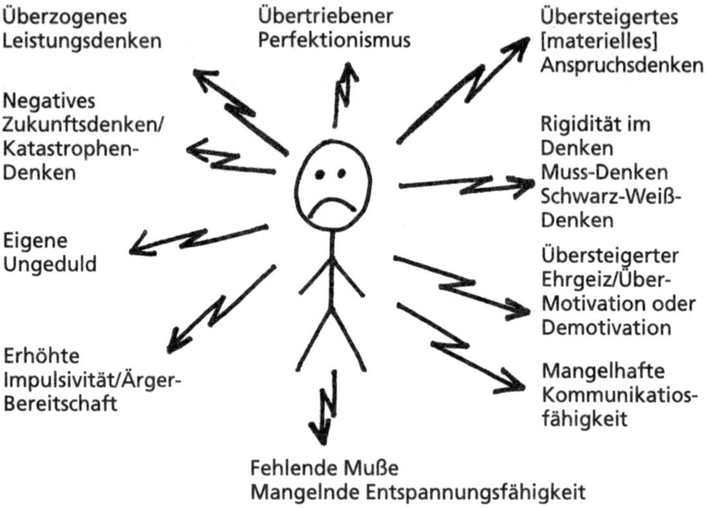

Hier ein Fallbeispiel, das zeigt, wie äußerer und innerer Stress sich gegenseitig hochschaukeln können und wie man einen Ausweg aus dieser Spirale finden kann, indem man seine eigene Haltung zu den Dingen ändert.

Ein Patient, der gerade einen Herzinfarkt und eine Bypassoperation hinter sich hatte, erzählte mir Folgendes:

»Als ich mich nach meinem Ingenieurstudium selbstständig gemacht habe, lief zunächst alles nach Plan. Sicher waren die ersten Jahre besonders hart und ich musste sehr viel arbeiten, aber ich hatte immer das Gefühl, ich komme nach vorn, es geht nach oben. Nach ein paar Jahren hatte ich gute Aufträge aus der Großindustrie und fing an, sehr viel Geld zu verdienen. Wir gewöhnten uns an einen hohen Lebensstandard, bauten ein großes Haus, zwei schicke Autos, die Motoryacht und teure Urlaube gehörten wie selbstverständlich dazu. Vor circa zehn Jahren fing die Auftragslage dann an zu bröckeln, und ich verlor einen meiner großen Auftraggeber. Die Konkurrenz nahm zu. Umso verbissener kämpfte ich um neue Aufträge und

lebte fast nur noch für die Firma. Als ich dann auch noch meinen zweiten großen Auftraggeber verlor, wurde es richtig eng. Dass sich zur gleichen Zeit auch noch meine Frau von mir trennen wollte, kam überhaupt nicht mehr überraschend für mich. Die Scheidung wurde teuer, wir mussten das Haus verkaufen, und ich nahm mir eine kleine Wohnung. Danach verlor ich mehr und mehr das Interesse an der Firma, die Arbeit erschien mir nur noch mühselig, und ich hatte einfach keine Lust mehr, mit der Konkurrenz um Aufträge zu kämpfen. Irgendwann hörte ich dann einfach auf zu arbeiten. Und als ich das beschlossen hatte, überkam mich auf einmal eine große Ruhe. Da ich keinerlei Einnahmen mehr hatte, bewegte ich mich zwar mittlerweile fast auf Sozialhilfeniveau, aber das fand ich nicht schlimm. Ich fing an, mein Leben neu auszurichten, und rechnete mir aus, dass ich, wenn ich auf ganz kleiner Flamme kochen würde, schon irgendwie bis zur Rente durchkommen würde. Ich unternahm Wanderungen und Radtouren, begann viel zu lesen und bin mittlerweile in mehreren Vereinen tätig. Und ich finde mein Leben richtig gut.«

Dass der Patient Jahre später dann doch noch eine KHK (Koronare Herzkrankheit) bekam, lag mit Sicherheit nicht an dieser neuen Art entspannter Lebensführung, sondern wohl eher daran, dass er seit jeher ein starker Raucher gewesen war. Aber auch das wollte er jetzt ändern.

Wege zur Stressreduktion

Durch die Trennung zwischen äußeren und inneren Stressoren wird professionelle Stressbewältigung überhaupt erst möglich. Denn nun wird Folgendes deutlich: Oft haben wir unter Stress den Eindruck, dass wir »mit dem Rücken zur Wand« stehen, und wir glauben, keinen oder allenfalls nur sehr geringen Einfluss auf genau die Situationen nehmen zu können, die uns am stärksten stressen. Und meist liegen wir damit sogar ganz richtig, wenn es sich um äußere Stressoren handelt. Wir können die äußeren Stressoren nicht einfach abstellen, können nicht allen Belastungen des Alltags ausweichen und dadurch Stress vermeiden. Auf viele der äußeren Einflüsse, denen wir täglich ausgesetzt sind, haben wir selbst keinen direkten oder nur einen sehr begrenzten Einfluss.

Stressbewältigung bedeutet immer ein schrittweises Vorgehen.

Schritt 1: In einem ersten Schritt geht es darum herauszufinden, welche Stressoren einen wirklich stören. Nur wenn man erkennen kann, welche Situationen es sind, durch die man sich immer wieder unter Druck gesetzt fühlt und die Spannungen in einem auslösen, kann man diese auch beeinflussen. Denken Sie noch mal an die Alarmsignale für ein Erschöpfungssyndrom. Spätestens wenn Sie diese körperlichen oder seelischen Alarmzeichen wahrnehmen, ist klar, dass Sie sich nicht mehr im Bereich des positiven Stresses bewegen.

Schritt 2: In einem zweiten Schritt gilt es dann, die eigene Einstellung zu diesen Situationen zu überprüfen und zu schauen, ob eine Einstellungsänderung möglich ist. Das bedeutet vor allem, seine eigenen Wahrnehmungen, Bewertungen und Interpretationen in Stress auslösenden Situationen zu überprüfen. Oftmals schaukeln wir Situationen in Gedanken so hoch, dass wir maximal gestresst sind, nur um später festzustellen, dass alles ganz anders gekommen ist, als wir uns gedacht haben. Um die eigenen Wahrnehmungen, Bewertungen und Interpretationen einer Stress auslösenden Situation zu überprüfen, ist es immer hilfreich, mit einem Außenstehenden zu sprechen. Dieser sollte jedoch in der Sache wirklich neutral sein. Oftmals kann allein ein ausführliches Gespräch mit einem guten Freund, mit der Partnerin oder einem professionellen Psychotherapeuten helfen, dass man die Sache »in einem ganz neuen Licht sieht« und der Stress sich wie von selbst auflöst.

Der Weg der Stressreduktion

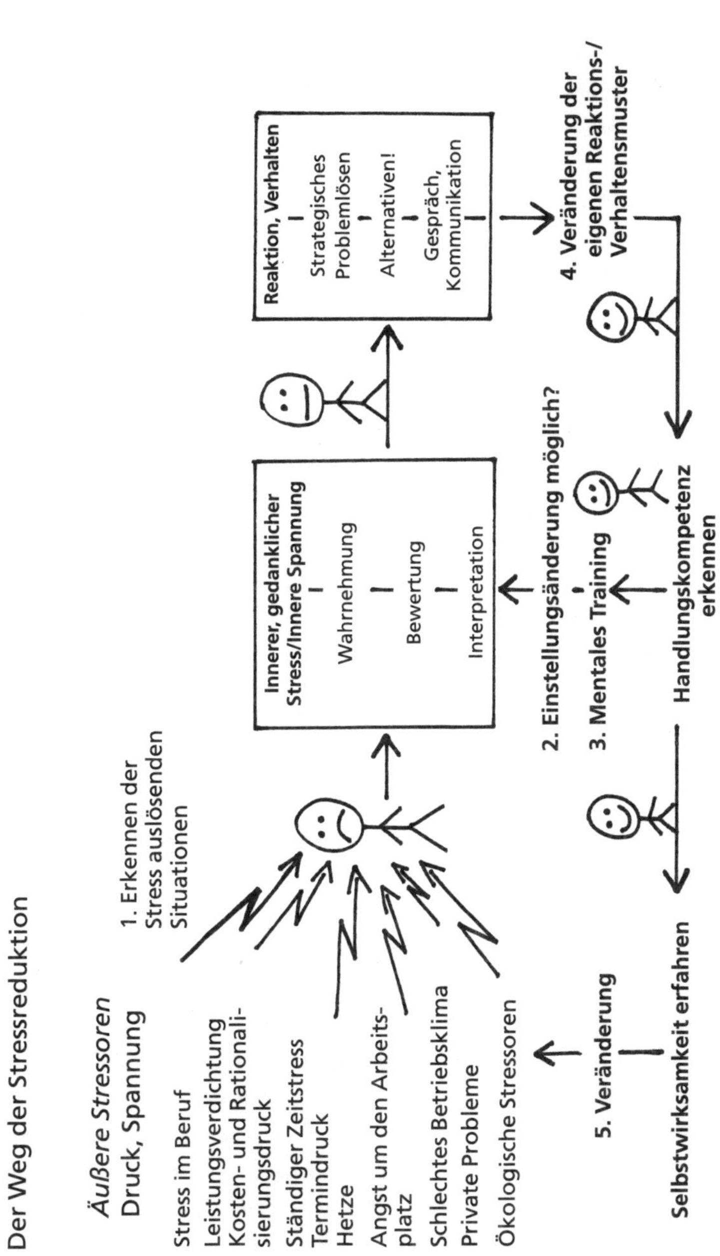

Schritt 3: Der dritte Schritt zur Stressbewältigung besteht darin, mit mentalem Training und Entspannungstraining Strategien einzuüben, die einem helfen können, auch bei äußerem Druck und bei Belastungen nicht unter inneren Druck zu geraten.

Schritt 4: In einem vierten Schritt gilt es nochmals, die eigenen Reaktionen und Verhaltensweisen in den Stress auslösenden Situationen zu überprüfen und herauszufinden, ob oder inwieweit Stressreduktion durch eine Veränderung der eigenen Verhaltensmuster und Reaktionsweisen möglich ist. Zu diesem Schritt gehören das strategische Problemlösen durch das Erkennen von Prioritäten, eine vernünftige (Zeit-) Planung und Organisation durch verbesserte Kommunikation, die Regeln einer positiven Gesprächsführung Grenzen zu markieren und die Überprüfung möglicher Alternativen.

Schritt 5: In einem fünften Schritt sollte man den Spielraum der eigenen Handlungskompetenz erkennen und die Selbstwirksamkeit erleben. Dann kann man auf äußere Stressoren einwirken und konkrete Veränderungen herbeiführen.

Die folgenden beiden Fallbeispiele machen deutlich, wie man durch Veränderung seiner »eingeschliffenen« Denk- und Verhaltensmuster das Stresserleben ganz entscheidend reduzieren kann.

Im ersten Fall war zur Stressvermeidung nur eine kleine Veränderung eines gewohnheitsmäßigen Verhaltens notwendig, die aber eine große Wirkung zeigte.

Herr X war selbstständiger Kaufmann und berichtete mir, dass er beruflich nicht unter Stress stehe. Die Arbeit machte ihm überwiegend Freude und er hatte auch Erfolg mit seinen Unternehmungen. Zu seinem Geschäft gehörte es, in einem gewissen Umfang zu repräsentieren, und so war er des Öfteren mit seiner Frau zu festlichen Anlässen am Abend eingeladen. Nun geschah dabei jedesmal Folgendes. Er arbeitete oft in sei-

nem Homeoffice und saß meist bis zur letzten Minute am Schreibtisch, bevor sie das Haus verlassen mussten, um noch pünktlich zu ihrer Einladung zu kommen. Wenn er von seiner Arbeit aufsprang und im selben Moment gehen wollte, war seine Frau meist noch nicht fertig, worüber er sich fürchterlich ärgerte. Die beiden kamen jedesmal zu spät fort, mussten sich abhetzen und gerieten hierüber so heftig miteinander in Streit, dass ihnen der ganze Abend verdorben war.

Um diesen Konflikt zu entschärfen, besprachen wir folgende verhaltenstherapeutische Maßnahme. Herr X vereinbarte mit seiner Frau, dass er eine Stunde bevor sie das Haus verlassen mussten, einen Wecker stellen würde, der beide daran erinnern würde, alles andere stehen und liegen zu lassen, um sich für die Einladung fertig zu machen.

Kleine Maßnahme, große Wirkung. Sie schafften es fortan pünktlich und mit ausreichendem Zeitpuffer fertig zu werden, um die Einladung ohne Hetze und Stress, vor allem aber ohne Streit zu erreichen. Herr X schrieb mir später, dass seine Frau und er jetzt diese Einladungen auch wieder genießen könnten.

Der zweite Fall ist deutlich komplexer, zeigt aber, wie der Weg der schrittweisen Stressreduktion zu einer wirklich umfassenden Heilung des Herzens führen kann, wenn man ihn in eine Psychotherapie einbindet.

Die Klientin kam zu mir in die Sprechstunde, weil sie nach einem Herzinfarkt unter Ängsten litt, erneut einen Infarkt zu bekommen. Einer der Ärzte in der Klinik hatte ihr deutlich gesagt, dass es ein sehr schwerer Infarkt gewesen war, sie musste reanimiert werden, und seine Kollegen und er hätten ihr Leben buchstäblich in letzter Sekunde retten können. Somit war ihre Angst vor einem weiteren Infarkt berechtigt, denn ihn würde sie mit hoher Wahrscheinlichkeit nicht überleben.

Wenn ich mit Klienten über Angst spreche, schauen wir uns dabei immer auch an, was die Angst einem sagen will, was die positive Signalfunktion der Angst sein könnte. Auf unbewusster Ebene sendet die Angst Signale aus, damit man die Lebensumstände untersucht, die das Herz krank gemacht haben. Vor ihnen gilt es das Herz zu schützen.

Als wir in einem ersten Schritt über mögliche psychische Belastungen sprachen, erzählte die Klientin von ihren Problemen in der Ehe. Ihr Mann misshandelte sie zwar nicht körperlich, war aber verbal sehr aggressiv und unterdrückte sie auch sonst auf jede nur erdenkliche Art und Weise. Er trank zu viel, beteiligte sich nicht an der Hausarbeit, obwohl er das Wohnzimmer jeden Abend in einen »Schweinestall« verwandelte. Sie hatte große Angst vor ihm, fühlte sich wie mit dem Rücken zur Wand und traute sich in keiner Weise, ihm auch mal Paroli zu bieten. Dennoch schaffte sie es nicht, sich von ihm zu trennen, und so litt sie in dieser unglücklichen Ehe, als eine Art von Haushaltssklavin, still vor sich hin. Als wir danach suchten, wo dieses Gefühl stiller Duldsamkeit herkam, erinnerte sie sich an ihre unglückliche Kindheit. Der Vater war autoritär gewesen, hatte sie geschlagen, auch die Mutter war dominant und wenig liebevoll aufgetreten. Schon früh hatte sie im Haushalt mithelfen und Verantwortung übernehmen müssen. Der Schatten der Angst lag also schon lebenslang auf ihrem Herzen. Um von zu Hause loszukommen, war sie dann als junge Frau in die Ehe »geflohen«.

In einem mentalen Training machten wir eine Übung, in der die Klientin die belastende häusliche Situation von außen betrachten konnte. Aus der »Kameraperspektive« sah sie ihren Mann, wie er »als armes Schwein in seinem Saustall hauste«. Gleichzeitig machten wir eine Visualisierung ihrer positiven Ressourcen, die ihr halfen, sich vom Trauma der andauernden häuslichen Spannungen lösen zu können.

In einem nächsten Schritt stellte die Klientin Regeln auf, was sie in Zukunft absolut nicht mehr ertragen wollte: Sie fand den Mut, ihrem Mann zu sagen, dass sie, sobald er sie anschreien würde, Zimmer oder Haus verlassen würde. Sie wollte sich ein eigenes Zimmer, einen Rückzugs- und Freiraum einrichten. Und sie wollte Freiheit in der Freizeitgestaltung, um endlich einmal eigene Hobbys pflegen zu können. Durch diese Schritte würde sie Selbstwirksamkeit erfahren, konnte also lernen, wie sie künftig selbst Einfluss auf diese für sie so belastende Lebenssituation nehmen konnte.

Da die Klientin aufgrund der seelischen Belastungen in Kindheit und Jugend sehr ängstlich und unsicher war, hatte sie berechtigterweise Angst, ob es ihr auf Dauer gelingen würde, ihrem Mann Grenzen aufzuzeigen und die oben beschriebenen Regeln auch wirklich durchzusetzen. Nach unseren ersten Beratungsgesprächen war sie aber motiviert, sich weitergehende Hilfe bei einem Psychotherapeuten zu suchen.

Die vier Lebenswelten – Stabilität im Wandel

Ob wir uns die wirtschaftlichen oder unsere gesellschaftlichen und sozialen Handlungszusammenhänge anschauen: Wir bewegen uns in hoch dynamischen und komplexen Feldern. Oft hat man dabei Eindruck, dass die Geschwindigkeit von Wandel und Innovation exponential zunimmt; die »beschleunigte Gesellschaft« hat sich bereits als Trendbegriff etabliert, um diesen Zustand zu beschreiben. Dabei sind Wandel und Innovation zunächst ja nichts Schlechtes, sonst würden wir noch heute in einer Höhle sitzen, im Winter frieren und wären mit 30 schon alte Männer und Frauen. Wichtig ist, seinen Geist und sein Herz immer wieder zu öffnen, um dem Wandel folgen und ihn aktiv mitgestalten zu können. Gerade in einer »beschleunigten Gesellschaft« ist es wichtig, immer wieder zur eigenen Balance zurück zu finden, um die Stabilität im Wandel nicht zu verlieren.

Wir bewegen uns in vier unterschiedlichen Lebenswelten:

1. Die Erfahrungswelt der sozialen Beziehungen, Freundschaften, Partnerschaft und Familie. Der Mensch hat ein grundsätzliches Bedürfnis, in sozialen Beziehungen zu leben und sich einer Gemeinschaft zugehörig zu fühlen.

2. Der Lebensbereich der Ausbildung, des beruflichen Werdegangs, der Arbeit oder Nicht-Arbeit und Karriere. Wie weit wir in diesem Bereich aufsteigen, ist ausschlaggebend für unsere finanziellen und damit auch unsere sozialen Lebensbedingungen.

Die vier Lebenswelten

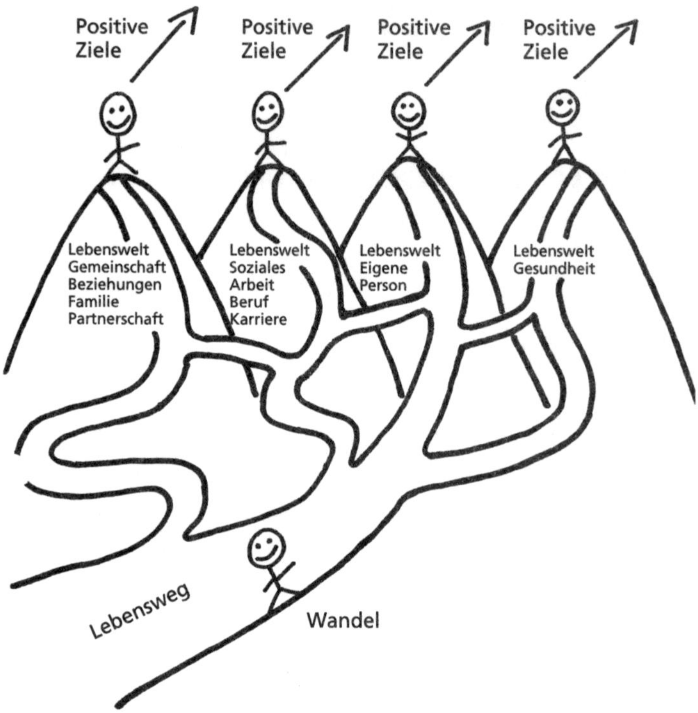

3. Die Lebenswelt der eigenen Person. Sie beschreibt jenen Bereich des Selbsterlebens, auf den wir bei der Frage stoßen: Wer bin ich, wenn ich all das, worin ich mich sonst bewege – Familie, Beruf, Verpflichtungen – abziehe? Das Leben muss doch noch mehr sein, als in Beruf und in der Familie gut organisiert zu sein, gut zu funktionieren, pünktlich seine Steuern zu bezahlen und sich um die private Altersvorsorge zu kümmern.

4. Die Lebenswelt der physischen und psychischen Gesundheit. Von ihr hängt letztendlich ab, mit welchem Wohlgefühl wir uns in den drei anderen Lebensfeldern bewegen.

Wandel

Unsere vier Lebenswelten vermischen sich miteinander, sie berühren und durchdringen sich gegenseitig. Dabei ist es sicherlich nicht immer so wie auf meiner idealtypischen Zeichnung, dass alle vier Lebensbereiche immer gleich wichtig sind. Es ist kein Problem, wenn über einen begrenzten und überschaubaren Zeitraum hinweg ein bestimmtes Lebensfeld mehr Aufmerksamkeit und Lebensenergie erfordert. Das darf nur nicht dazu führen, dass dieser Lebensbereich »totalitär« wird. Dass einer der »Lebensberge« so hoch wird und die anderen dermaßen überschattet, dass an deren Hängen kein Pflänzlein mehr wachsen kann. Das ist dann der Fall, wenn Beruf, Arbeit und Karriere so viel Zeit und Aufmerksamkeit in Anspruch nehmen, dass weder Zeit für die Familie bleibt, noch um regelmäßig Sport zu treiben oder sonst etwas für sich zu tun. Es geht aber auch anders. Da widmet jemand dem Bereich »Eigene Person« sehr viel Aufmerksamkeit, rennt fünfmal in der Woche ins Fitnessstudio und macht täglich zwei Stunden Yoga und vernachlässigt dadurch den Beruf oder die Partnerschaft.

Deshalb ist es nicht nur wichtig, dass unsere Lebensenergie in jeder der vier Lebenswelten frei und ungehindert fließen kann, genauso wichtig ist es, dass sie auch zwischen den Lebensfeldern frei und ungehindert und somit möglichst gleichmäßig fließen kann. Das bedeutet, in jeder der vier Lebenswelten seinen ganz eigenen Weg zu finden, um ihn mit Konzentration, mit Freude und im richtigen Rhythmus gehen zu können.

Genauso wichtig ist es, die »Verbindungswege« zwischen seinen Lebenswelten zu kennen. Wenn wir stattdessen das Gefühl haben, dass von jedem Gipfel unserer vier Lebenswelten nur noch ein dünnes Seil zum anderen Bereich gespannt ist, wenn wir das Gefühl haben, uns zerreißen zu müssen, um den Anforderungen in Beruf, Karriere und Familie/Partnerschaft noch gerecht werden zu können, und wenn man darüber hinaus dann noch das Gefühl hat, dass unterm Strich für die ganz eigenen Bedürfnisse, Wünsche und Träume nichts mehr übrig bleibt, dann ist die Gefahr groß, dass es einem irgendwann auch das Herz zerreißt.

Bei einem Herzinfarkt kommt es zum Verschluss in einem oder manchmal auch mehreren Herzkranzgefäßen, so dass der darunter liegende Bereich des Herzmuskels nicht mehr ausreichend mit Blut und Sauerstoff versorgt werden kann. Der betroffene Bereich wird dabei meistens so geschädigt, dass er abstirbt.

Im Modell der vier Lebenswelten bedeutet dies, sich folgende Fragen zu stellen: In welchem meiner Lebenswelten ist etwas in mir abgestorben? In welchem Lebensbereich habe ich meine ursprüngliche Vitalität verloren und fühlte ich mich so eingeengt, dass mir die »Luft zum Atmen fehlte«? Wo hat sich mein Weg verengt, wo fühlte ich mich wie abgeschnitten von positiven Visionen und von Lebensfreude, wo habe ich stattdessen nur noch Negatives gesehen, gab es nur noch Sorgen und Probleme? Wo fehlte das Vertrauen, dass sich die Dinge letztendlich immer auch in eine positive und gute Richtung entwickeln können?

Es ist ein psychologisches Grundmotiv beim Menschen, sich auf positive Ziele zuzubewegen. Nur wenn wir ein positives Ziel erkennen können, sind wir überhaupt motiviert loszugehen. Deshalb ist es so wichtig, in allen vier Lebenswelten immer wieder positive Ziele für sich zu formulieren. In unseren Visionen spiegeln sich unsere Wünsche und Träume, sie sind Ausdruck für die Sehnsucht des Herzens.

Mit all dem, was Sie in diesem Buch noch lesen werden, möchte ich Ihnen eine Anleitung mit auf den Weg geben, wie man in seinen vier Lebensfeldern immer wieder zu einem Gefühl von Weite und Freiheit kommen kann, wie man immer wieder neue Perspektiven sehen kann, so dass man verhindert, dass sich das eigene Herz verschließt. Und ich zeige Wege auf, wie man Lebensbereiche, die sich einem verschlossen haben, wieder öffnen kann.

Angst und Enge – Weite und Vertrauen auf meinem Lebensweg

Wenn wir geboren werden, sind unsere Blutgefäße offen, weit und frei. Die meisten Herzinfarkte entstehen aufgrund der koronaren Herzkrankheit. Das ist ein »schleichender« Prozess von Stenosierung, also von Verengung in einem oder mehreren Herzkranzgefäßen.

Die Aderinnenhaut (Intima) der Herzkranzgefäße besteht aus einer sehr feinen, empfindsamen Schicht, dem Endothel. Aufgrund unterschiedlicher Einflussfaktoren, zum Beispiel durch Bluthochdruck, Diabetes mellitus, Rauchen und negativen Stress, kann es zu kleinen Verletzungen an dieser empfindsamen Schicht kommen und zu einer Entzündungsreaktion in den Blutgefäßwänden führen, bei der weiße Blutkörperchen (Monozyten) durch die Arterienwand dringen. Die Monozyten wandeln sich dann in Fresszellen (Makrophagen) um. Diese Makrophagen nehmen nun vermehrt oxidiertes LDL-Cholesterin auf. Das ist wiederum besonders aggressiv, weil es mit »freien Radikalen« angereichert ist. Freie Radikale sind Sauerstoffpartikel, die dazu führen, dass eine Substanz sehr reaktionsfreudig ist und sich leicht mit anderen Stoffen verbindet.

Das oxidierte LDL-Cholesterin greift nun seinerseits die Gefäßinnenwand an und schädigt sie zusätzlich. Die Makrophagen füllen sich immer weiter mit LDL auf, bis so genannte »Schaumzellen« entstehen, die irgendwann so voll sind, dass sie platzen und das gespeicherte Cholesterin dabei freigeben. Dies wird wiederum von anderen Makrophagen aufgenommen, weitere »Schaumzellen« können entstehen, bis auch diese wieder platzen.

Durch diesen Prozess kann es zur schleichenden Verstopfung der Arterien durch Fettdepots kommen. Die Fettdepots können sich dann im Laufe der Jahre zu so genannten »Plaques« verhärten, was bedeutet, dass das an den Gefäßwänden abgelagerte Fettdepot von einem festen »Kalkmantel« umschlossen wird. Eine stabile Stenose ist so lange ungefährlich, wie sie nicht hochgradig ist, also noch genug Blut zur Versorgung des Herzens an der Engstelle vorbeifließen kann. Manchmal bilden sich auch Kollateralgefäße aus, das sind natürliche kleine Umgehungsgefäße, in denen das Blut um die Engstelle herumfließen kann.

Viel gefährlicher sind die »dynamischen« oder »progressiven« Stenosen. Eine Plaquestelle kann aufbrechen und der fetthaltige Inhalt quillt heraus. Und da die Natur nicht zwischen äußeren und inneren Wunden unterscheiden kann, heften sich dabei Blutplättchen (Thrombozyten) an diesen frischen Plaqueaufbruch. Eigentlich sollen die Thrombozyten die frischen Bruchstellen wieder verschließen, doch genau in diesem Prozess kann es zu einer verstärkten Thrombozyten-Aggregation (chemische Zusammenlagerung) kommen, so dass aus der Mischung aus Blutplättchen, Fett, Kalk und Zellschutt dann ein Gerinnsel (Thrombus) entstehen kann, der das Gefäß an dieser Stelle ganz verschließt und den Herzinfarkt verursacht.

Kommen über Jahre verschiedene Risikofaktoren, die das Entzündungsgeschehen in den Blutgefäßwänden anheizen, zusammen, wie zum Beispiel anhaltender negativer Stress, Rauchen, falsche Ernährung in Form von fettreicher, also stark cholesterinhaltiger Kost, Übergewicht und mangelndes körperliches Training, so ist der Herzinfarkt eigentlich schon vorprogrammiert.

Besonders gefährlich ist das Rauchen deshalb, weil durch die ständige Nikotinzufuhr entzündliche Prozesse in den Gefäßinnenwänden direkt hervorgerufen und beschleunigt werden. Das Nikotin jeder Zigarette, die man raucht, bewirkt darüber hinaus eine Gefäßspastik, also ein Zusammenziehen der arteriellen Blutgefäße.

Die seelische Gesundheit

Wie kann man das, was im Körper bei der Entstehung eines Herzinfarkts eine Rolle spielt, auf die Ebene unseres seelischen Erlebens übertragen, und was hat das mit der Balance der vier Lebenswelten zu tun?

In den ersten Lebensjahrzehnten haben wir das Gefühl, dass unser Lebensweg noch weit und frei vor uns liegt. Es ist das Gefühl »anything goes«. Vielleicht haben Sie, als es um die Berufswahl ging, auch mal den Spruch gehört: »Aber denken Sie daran, junger Mann, nicht jeder kann Bundeskanzler werden.« Uns ging es damals bestimmt nicht darum, Bundeskanzler zu werden, aber die Jugend ist die Zeit, wo wir von uns selbst denken, dass wir es prinzipiell könnten, wenn wir wollten, wo wir die Kraft in uns spüren, all das erreichen zu können, wofür wir uns engagieren. Sicher haben auch Jugendliche ihre Ängste oder bleiben vielmehr von den Ängsten der Erwachsenen nicht unberührt, da sie über die Nachrichten jeden Tag mit Krisen und Krieg konfrontiert werden. Aber sie haben noch diese wunderbare Fähigkeit, sie von der eigenen Person wegdrücken zu können. Wichtig ist, die Woche in der Schule halbwegs gut zu überstehen und am Wochenende auf eine Party eingeladen zu sein.

Haben Sie sich nicht auch manchmal schon gefragt, wo dieser herrliche Leicht-Sinn der Jugend geblieben ist? Wo man im Sommer einfach den Rucksack gepackt hat und vier Wochen mit Interrail durch Europa getourt ist, den Walkman auf den Ohren und den Kopf voller Träume? Nachts hat man sich mit seiner »Penntüte« irgendwo ins Gebüsch geschlagen und dort friedlich geschlummert wie im Luxushotel. Heute sind wir zwar ernst zu nehmende Personen geworden, versuchen möglichst gut informiert zu sein über das tägliche Geschehen in Wirtschaft und Politik, zahlen verantwortungsvoll in unsere Lebensversicherung ein und bezahlen das Haus ab, aber dabei kann es einem dann auch schon mal schwer ums Herz werden.

Das psychologische Risiko für einen Herzinfarkt beginnt dort, wo man über längere Zeit das Gefühl hat, dass es einem zu eng wird, und man keine Perspektive mehr für sich sieht.

Sei es, dass man in Beziehung und Partnerschaft das Gefühl hat, man lebe nur noch nebeneinander her, habe sich aber nichts mehr zu sagen. Sei es, dass man in einen Zustand von sozialer Isolation geraten ist und sich keiner Gemeinschaft mehr zugehörig fühlt. Immer dann, wenn man im Lebensfeld Arbeit und Beruf keine positiven Ziele mehr für sich erkennen und benennen kann, wenn man das Gefühl hat, nur noch auf der Stelle zu treten oder festzukleben.

Oder man hat das Gefühl, dass man in Beruf und Familie zwar läuft wie der Hamster im Rad, unterm Strich aber nichts mehr für einen selbst übrig bleibt. Dass keine Zeit mehr bleibt, die eigene Gesundheit zu pflegen, regelmäßig Sport zu treiben, den geliebten Saunaabend zu genießen oder mal in Ruhe ein Buch zu lesen.

Die Worte Enge und Angst sind etymologisch, also wortgeschichtlich miteinander verwandt. Die koronare Herzerkrankung ist immer auch ein Ausdruck für eine »unbewusste« Angst des Herzens.

Angst beginnt dort, wo wir keine Perspektive mehr für uns sehen, und sie steigert sich dramatisch, wenn wir uns dadurch in unserer Existenz bedroht fühlen. Man verliert das Vertrauen darauf, dass das Leben einen trägt und dass die Dinge sich letztendlich in eine positive Richtung entwickeln werden. Man kann dann das Maß der eigenen Selbstwirksamkeit nicht mehr erkennen und fühlt sich wie das Bauernopfer im großen Spiel des Lebens. Denn in dem Maß, in dem das Gefühl der Selbstwirksamkeit in belastenden Lebenssituationen abnimmt, nimmt in der Regel das Gefühl von Fremdbestimmung zu. Man hat dann das Gefühl, sich in seinen Lebensfeldern verirrt zu haben, und kann den eigenen Weg nicht mehr erkennen. Um in solchen Lebenslagen nicht »steckenzubleiben«, ist es wichtig, die richtigen Strategien zum systematischen Problemlösen zu kennen.

Das Gefühl fehlender Perspektive und Enge entsteht meist dadurch, dass wir uns in unseren Lebensfeldern nur noch auf das tägliche Erleben konzentrieren, uns im täglichen Kleinkram verlieren und uns von positiven Zielen wie abgeschnitten fühlen. Das Gefühl von Weite und Freiheit entsteht dadurch, dass wir zwar auf den Alltag, auf das, was wir konkret zu tun haben, konzentriert sind, unsere positiven Ziele aber, das, was uns nach vorne zieht, nicht aus den Augen verlieren.

Man sollte gedanklich immer mal wieder »hinter den Berg« schauen, in die Landschaft der positiven Visionen, dorthin, wo uns das Herz aufgeht.

Zur seelischen Gesundheit gehören auch Sinnerfüllung und Identifikation mit seinen Lebensfeldern. Wenn die Freude und das Engagement im Beruf schon lange tot sind, man sich zwar noch zur Arbeit schleppt, um monatlich sein Gehalt zu bekommen, sich aber mit dem, was man dort täglich tut, in keiner Weise mehr identifizieren kann, ist der Burn-out vorprogrammiert. Identifikation meint eine Sache mit Hingebung, mit ganzem Herzen zu tun. So kann einem als Koch das Herz aufgehen, wenn man mit Kreativität neue Gerichte erfindet und sieht, wie abends dankbare und zufriedene Gäste sie glücklich verspeisen. Als Hausverkäufer kann man Identifikation und Sinnerfüllung darin sehen, junge Familien dabei zu begleiten, ihren Traum vom eigenen Haus zu verwirklichen. Als Lehrer und Pädagoge hat man sich ja mal dafür entschieden, dass einem die Arbeit mit Kindern und Jugendlichen grundsätzlich Freude macht und dass man es als sinnvoll erlebt, junge Menschen in ihrem Wachsen und Werden zu begleiten.

Es tut gut, sich immer mal wieder an seine eigenen beruflichen Wurzeln zu erinnern, um sich nicht vom täglichen Kleinkram des Berufsalltags auffressen zu lassen. Aber es ist gefährlich, Sinnerfüllung und Identifikation fast ausschließlich über die Lebenswelt Arbeit, Beruf, Karriere finden zu wollen. In Zeiten, in denen es mal nicht so gut läuft, bei beruflichen Krisen oder Arbeitslosigkeit, bricht der größte Teil des Lebenssinns weg. Depressionen sind häufig die Folge.

Und vielleicht ist es beruflich nicht ganz so gelaufen, wie man sich das einmal vorgestellt hat. Vielleicht ist man »nur« Busfahrer, Postbote oder »einfacher« Verkäufer geblieben und hat keine »großartige« und »glänzende« berufliche Karriere hingelegt.

Erstens liegt in jeder Tätigkeit Würde und Respekt, die aber erst durch die eigene Haltung, mit der man sie ausübt, nach außen tritt. So machen auch scheinbar einfache Tätigkeiten dann Freude, wenn man sie von ganzem Herzen tut. Freude und Respekt, die man selbst empfindet, strahlt man aus, und genauso werden die Menschen einem dann auch begegnen, egal auf welcher Stufe der gesellschaftlichen Hierarchieleiter man sich befindet.

Zweitens bedeutet Lebenssinn mehr, als nur in der Lebenswelt von Arbeit und Beruf perfekt zu funktionieren. Vielleicht ist man in seinem »zweiten« Leben noch auf einem ganz anderen Gebiet engagiert, so dass einem dort das Herz aufgeht. Man pflegt ein interessantes Hobby, treibt Sport oder ist Trainer einer Jugendmannschaft, ist Musiker, Schriftsteller, Maler, Meditationsschüler, vielleicht ist man aber auch einfach ein guter Familienvater, weil man Zeit für seine Kinder hat.

An folgendem Fallbeispiel soll nochmals deutlich werden, wie das Gefühl von Angst und Enge in den Infarkt führt, wie man aber auch wieder zu neuen Perspektiven, zu einem Gefühl von Weite, Freiheit und Balance in seinen Lebensfeldern zurückfinden kann.

Herr Y arbeitet in einem großen Unternehmen als leitender Angestellter. Seine Aufgaben- und Verantwortungsbereiche waren in den letzten Jahren stetig größer geworden, gleichzeitig hatte er das Gefühl, dass sich die Zeit, die ihm zur Erledigung der Aufgaben blieb, immer weiter reduziert hat. Am stärksten aber lastete der Druck der hohen Leistungsvorgaben auf ihm, und er hatte zunehmend das Gefühl, dass da wirklich »keine Luft mehr drin war«. Sollte er auch nur einen seiner größeren Kunden verlieren, sah er »die ganze Seifenblase platzen«. Um allen Anforderungen gerecht werden zu können, hatte er sich angewöhnt, die Arbeitszeiten immer weiter auszudehnen, und sein Arbeitstag betrug durchschnittlich zwölf Stunden, wobei oft noch Arbeit am Wochenende hinzukam. Früher hatte er Hobbys, war gerne mal Angeln gegangen und hatte Sport getrieben. Dafür hatte er sich schon lange keine Zeit mehr genommen. Er hatte im Laufe der letzten Jahre deshalb deutlich an Gewicht zugenommen.

Unmittelbar vor seinem Herzinfarkt war ihm eine neue Position auf der nächsthöheren Führungsebene angeboten worden. In den Gesprächen, die wir miteinander führten, ging es auch darum, ob er auf das Angebot eingehen sollte oder nicht. Was sich dabei herauskristallisierte, war Folgendes. Er hatte nicht das Gefühl, dass er selbst wirklich die Entscheidungsfreiheit darüber besaß, ob er auf die Position wechselte oder nicht. Einerseits hatte er zwar Angst, dass er dort unter noch größerem Druck stehen würde, andererseits hatte er aber auch Sorge, dass es ihm als Leistungsschwäche ausgelegt werden könnte, wenn er auf seiner jetzigen Position blieb, und dass er dann irgendwann »auf der Abschussliste« landen würde. Darüber hinaus gab es in seiner damaligen Abteilung die eine oder andere Nachwuchskraft, die nur darauf wartete, dass er endlich seinen Stuhl freimachte. Er hatte das Gefühl, dass »die Flucht nach vorn« der einzige Ausweg sei, und er deshalb besser auf das Angebot eingehen sollte. Um es im Modell der Lebenswelt Arbeit, Beruf, Karriere zu beschreiben: Herr Y war seinen Berg zwar ziemlich weit emporgestiegen, hatte aber einen Punkt erreicht, wo er das Gefühl hatte, aus diesen Höhen jederzeit ganz abstürzen zu können. Dann kam der Herzinfarkt.

Wir kamen, was seine Entscheidung betraf, auch am Ende unserer Beratungsgespräche zunächst zu keinem konkreten Ergebnis. Doch Herr Y war motiviert, sein Gewicht weiter zu reduzieren, sich Zeit für Entspannungsübungen zu nehmen und wieder regelmäßig Sport zu treiben.

Zwei Jahre später traf ich Herrn Y wieder. Er sah richtig gut aus, hatte sein Normalgewicht erreicht und schaffte es, dieses auch zu halten. Er erzählte mir, wie er nach unseren Gesprächen die Entscheidung getroffen hatte, nicht auf das Angebot einzugehen. Er war auf seiner Position geblieben, hatte gelernt zu delegieren und dadurch seine Arbeitszeit deutlich reduziert. Er trieb wieder sehr gerne Sport und ging regelmäßig zum Angeln. Insgesamt fühle er sich jetzt sogar besser als vor seinem Herzinfarkt, berichtete er.

Der Impuls positiver Lebensenergie

Über Strategien zur Stressreduktion zu verfügen bedeutet nicht, allen Stress zu beseitigen. Ohne Anspannung, Aktivität, Leistung und Engagement kämen wir nicht durchs Leben. Stressreduktion bedeutet Reduktion von Über-Stress. Wenn wir immer aktiv sind, ein Einsatz, eine Leistung die nächste jagt, dann sind wir unter Dauerspannung, was früher oder später immer in der Verausgabung endet. Doch Menschen, die versuchen, sich möglichst keinen Stress zu machen, liegen genauso falsch. Das Leben besteht nicht nur aus Entspannung, Erholung und Passivität. Wir bewegen uns dann in der Unterspannung, was letzten Endes zu einem Mangel an Selbstverwirklichung und zu einer Stagnation der eigenen Persönlichkeitsentwicklung führt.

Sein Leben in Wohlspannung zu verbringen bedeutet, dass man den Anspannungs- und Leistungsphasen auch Belohnungsphasen folgen lässt, in denen man wieder zu Ruhe und Regeneration findet.

Wohlspannung ist der Bereich zwischen Dauerspannung und Unterspannung. So wie unsere Arterienwände flexibel sind, sich dehnen, weiten und zusammenziehen, verengen können, kann auch der Bereich von Wohlspannung je nach Lebensphase und in Abhängigkeit von den jeweiligen Lebensumständen mal weiter und breiter oder schmaler und enger sein.

Ein Leben ohne Wohlspannung endet im Herzinfarkt.

Herzweisheit bedeutet, der positiven Lebensenergie, die auf das Wachsen und Werden der eigenen Person ausgerichtet ist, vertrauen zu können.

Jeder einzelne Herzschlag verkörpert den Impuls dieser positiven und konstruktiven Energie in uns. Dabei arbeitet unser Herz im stets gleichen Rhythmus von Anspannung und Aktivität (Systole) – das Blut wird durch die Arterien in den Kreislauf gepumpt – und Entspannung und Passivität (Diastole) – das Blut fließt durch die Venen zum Herzen zurück.

Wenn wir der Weisheit unseres Herzens vertrauen, dann entsteht Wohlspannung in unserem Leben dadurch, dass wir die Aktivität und die Passivität in unserem Leben ausbalancieren.

Natürlich ist es wichtig, sich für das Erreichen seiner Ziele anzustrengen und seine Vorhaben beharrlich zu verfolgen. Wir geben unserem Leben Richtung und Sinn, indem wir unsere Lebensenergie aktiv und mit Spannung auf positive Ziele ausrichten.

Genauso wichtig ist es aber, von seinen Zielen dann wieder loslassen oder sie zumindest modifizieren zu können, wenn wir merken, dass sie uns so viel Zeit und Energie kosten und dadurch die Ruhe- und Erholungsphasen in unserem Leben dauerhaft zu kurz kommen.

Der Impuls positiver Lebensenergie

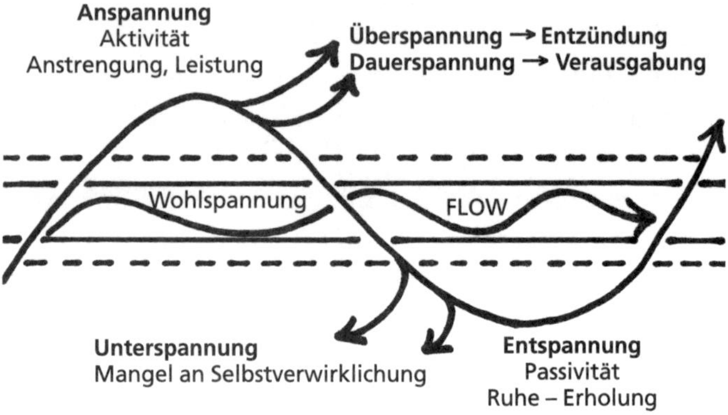

Wenn wir lernen, der Balance von Aktivität und Passivität im Leben zu vertrauen, dann werden wir mehr und mehr die Erfahrung machen, dass es immer auch diese besonderen Momente im Leben gibt, in denen wir spüren, dass Energie von unseren Zielen zu uns zurückfließt. Das sind jene Augenblicke, in denen etwas, was uns wirklich am Herzen lag, auf einmal ganz leicht, fast ohne Anstrengung geklappt hat, dass wir ein Ziel ganz einfach dadurch erreicht haben, dass wir zur rechten Zeit am rechten Ort waren und auf die richtigen Menschen getroffen sind.

Damit positive Lebensenergie fließen kann, ist neben der Balance von An- und Entspannung wichtig, dass wir mit dem Prinzip der richtigen Öffnung und dem richtigen Schließen im Leben vertraut werden. Dadurch dass wir unseren Geist immer wieder für positive Visionen und positive Ziele öffnen, schaffen wir überhaupt erst die Möglichkeit dafür, dass positive Energie zu uns zurückfließen kann.

Zu jeder Bewegung in Richtung Öffnung gehört auch eine in Richtung Schließen. Das heißt dort Grenzen zu setzen, wo die Anforderungen des täglichen Lebens, im Beruf oder in der Familie, zur Überforderung werden oder wir selbst durch übertriebenen Ehrgeiz und überzogenes Leistungsdenken die Grenzen unserer Belastbarkeit nicht mehr wahren können.

Der physiologische Prozess hinter einem Herzinfarkt ist ein schleichender Prozess von Stenosierung, von Verengung in den Herzkranzgefäßen bis hin zum Gefäßverschluss.

Der psychologische Prozess, der parallel dazu verläuft, ist ein schleichender Prozess von Blockaden im Fluss der positiven Lebensenergie.

Das ist meist dann der Fall, wenn wir uns durch Probleme innerlich wie blockiert fühlen und nicht mehr wissen, wie wir sie bewältigen können, oder wenn wir uns von unseren positiven Zielen abgeschnitten fühlen und den Eindruck haben, dass sie sich nur noch unter enormem, kräftezehrendem Aufwand erreichen lassen. Um solche »Lebensblockaden« zu verhindern oder sie wieder aufzulösen, ist es hilfreich, sich eine systematische und strategische Vorgehensweise der Problemlösung anzueignen.

Viele Blockaden jedoch haben gar keine äußere Ursache, sondern spielen sich im Kopf ab. Gerade in Phasen mit negativem Stress besteht die Gefahr, dass auch der Geist sich verengt und sich auf das momentane Stresserleben verdichtet.

Mentales Training bedeutet, auch in schwierigen Lebensphasen den mentalen Kontakt zu seinen positiven Zielen nicht zu verlieren.

Wenn man seinen Geist wieder weiten und für die positiven Möglichkeiten des Lebens öffnen kann, dann öffnet sich auch das Herz.

Es ist eine gute mentale Übung, sich gedanklich auf einen Berg zu setzen, um von dort in die Landschaft der eigenen Visionen schauen zu können.

Woran entzünde ich mich?

Am Anfang der Arteriosklerose stehen Entzündungsreaktionen in den Blutgefäßwänden. Um eine koronare Herzkrankheit zu vermeiden oder um deren Fortschreiten zu verhindern, ist es aus psychologischer Sicht daher ratsam, sich mit einer gesunden Portion an Selbstreflexion regelmäßig die Frage zu stellen: »Woran entzünde ich mich?«

Jeder von uns muss gelegentlich Ärger aushalten oder eine Zeit lang auch mal mit einem ungelösten Problem leben können. Mit gelegentlichem Ärger werden sowohl die Psyche als auch der Körper ganz gut fertig. Überall dort aber, wo wir uns nicht nur geistig anspannen, sondern geistig überspannen, ist eine psychische Entzündung vorprogrammiert. Dann, wenn wir uns so lange auf die Erregung und Aufregungen in der Welt konzentrieren, bis wir anfangen, mit demselben Maß an innerer Erregung zu antworten. Wenn wir uns in Ärger hineinsteigern und ihn gar nicht mehr loslassen können, dann leiden wir irgendwann auch unter einer chronischen psychischen Entzündung.

Aber man muss zwischen einer positiven und negativen Form von »psychischer Entzündung« unterscheiden:

Die positive Form der Entzündung ist die Begeisterung.

Wenn wir uns mit »Feuer und Flamme« für eine bestimmte Idee einsetzen, wenn wir uns mit »Feuereifer« für etwas engagieren, das uns am Herzen liegt, wenn jemand eine »flammende Rede« hält, wenn wir darauf »brennen«, ein bestimmtes Ziel zu erreichen, und richtig »heiß« darauf sind, dass es endlich losgeht, dann ist es die positive Form der Entzündung.

Die negative Form der Entzündung ist die Frustration.

Negativer Stress führt zur überhöhten Ausschüttung des Stresshormons Cortisol. Erhöhte Cortisolkonzentration bremst die Cytokin-Synthese, das sind Botenstoffe, die die Abwehrzellen des Immunsystems regulieren. Deshalb schwächt negativer Stress das Immunsystem, so dass auch die Immunantworten auf entzündliche Prozesse in den Blutgefäßwänden nicht mehr optimal gesteuert werden.

Es sind die vielen kleinen negativen Entzündungen des Lebens, die unsere Herzkranzgefäße schädigen.

In aller Regel sind wir heute keinen unmittelbaren körperlichen Gefahren mehr ausgesetzt. Wir müssen nicht mehr gegen wilde Tiere kämpfen, und unsere Frauen müssen wir auch nicht mehr abends am Feuer vor dem Feind beschützen. Es sind die inneren, die seelischen Verletzungen, die ihre Spuren, ihre Einschnitte im Herzen hinterlassen. Wenn die Anerkennung für geleistete Arbeit ausbleibt, stattdessen der Aufgabenberg Tag für Tag anwächst. Wenn nicht das Engagement und die vielen kleinen Erfolge gesehen werden, sondern der eine Fehler, der einem unterlaufen ist, an die große Glocke gehängt wird. Wenn man das Gefühl hat, nach einem Misserfolg oder einer Niederlage nicht wieder auf die Beine zu kommen. Wenn man sich in der Partnerschaft nicht mehr liebevoll und förderlich durchs Leben begleitet, so dass man sich gegenseitig immer wieder in seinen Potenzialen und Möglichkeiten sehen kann, sondern nur noch aufeinander herumhackt und ein destruktiver Umgang miteinander schon zur Gewohnheit geworden ist.

Negativer Stress ist nicht nur ein Risikofaktor zur Ausprägung einer koronaren Herzkrankheit. Auch viele Formen der Herzrhythmusstörungen sind psychogen, das heißt durch Überstress und einen Mangel an Wohlspannung bedingt.

Der Herzrhythmus wird über das sympathische Nervensystem gesteuert. Durch Impulse des sympathischen Nervensystems wird eine kleine Zone im rechten Vorhof des Herzens, der Sinusknoten, stimuliert. Dieser besteht aus einem Bündel von Nervenzellen, die in der Lage sind, sich »elektrisch« aufzuladen und zu entladen. Diese Impulse werden an den Vorhof weitergegeben und wandern dann über eine »Filterstation« zwischen den Vorhöfen und den Herzkammern, den AV-Knoten, und über ein »Muskelkabel« (His-Bündel) weiter und breiten sich über ein Netz von schnell leitenden Muskelfasern in beiden Herzkammern aus. Diese rhythmischen, elektrischen Impulse veranlassen jede Muskelzelle des Herzens dazu, sich zusammenzuziehen und dann die Spannung wieder loszulassen. Über dieses Erregungsleitungssystem schlägt unser Herz kontinuierlich und regelmäßig und ist dabei gleichzeitig in seiner Frequenz variabel.

Ein erhöhtes Maß an psychischer Erregung durch anhaltenden negativen Stress bewirkt eine erhöhte Spannung im sympathischen Strang des vegetativen Nervensystems und vermag daher das Erregungsleitungssystem des Herzens empfindlich zu stören.

Wenn man unter Herzrhythmusstörungen leidet, dann helfen folgende Fragen, die psychischen Hintergründe selbst zu erkennen:

- »Wodurch habe ich meinen eigenen Rhythmus verloren und wie kann ich ihn wiederfinden?«
- »Wo gab es negativen Stress, Ärger und Probleme, die ich nicht mehr loslassen konnte?«
- »Bestand mein Leben nur noch aus Aktivität, Anspannung und Leistung und wie kann ich wieder zu Ruhe, Erholung und Passivität finden?«

Natürlich sollte man eine Herzrhythmusstörung von einem Kardiologen untersuchen und dann auch entsprechend medizinisch behandeln lassen. Parallel dazu sollte man aber immer professionelle, psychologische Maßnahmen zur Stressreduktion einleiten.

Der Weisheit des Herzens zu folgen bedeutet, mit dem Impuls der positiven Lebensenergie, der in jedem Herzschlag, jedem Atemzug, jedem Gedanken neu entsteht, in Kontakt zu bleiben.

So können wir darauf vertrauen, dass die Lebensenergie frei, ungehindert und mit Wohlspannung in uns fließen kann, und wir können dann auch darauf vertrauen, dass wir uns in allen Lebensbereichen in die richtige Richtung bewegen.

Im weiteren Verlauf des Buches werde ich Ihnen Strategien aufzeigen, mit denen Sie Ihr Herz vor negativem und somit schädlichem Stress schützen und mit mehr Wohlspannung durchs Leben gehen können. Hinweise auf professionelle Hilfe zur Stressreduktion, Entspannung, Autogenes Training und Meditation finden sich im Anhang.

Entspannungstraining

Der greise Apostel Johannes spielte mit seinem
zahmen Rebhuhn. Da kam ein Jäger zu ihm,
der sich über solch niedrigen Zeitvertreib
des angesehenen Mannes wunderte.
»Wieso gibst du dich mit einem so geringfügigen
Mittel der Ergötzung ab?«, fragte er.
Johannes entgegnete: »Warum trägst du deinen
Bogen nicht immer gespannt in der Hand?«
»Das darf man nicht«, erwiderte der Jäger,
»denn sonst verlöre er an Spannkraft. Wenn ich dann
einen Pfeil abschießen möchte, hat er keine Kraft mehr.«
Der selige Johannes antwortete: »Junger Mann,
du sollst dich auch an der kleinen und kurzen
Erholung und Entspannung meines Gemüts
nicht stoßen. Denn wenn dieses sich nicht zuweilen
eine solche Entspannung gönnt und seine
strenge Anspannung etwas lockert, dann wird
es durch die unablässige Anstrengung matt und
kann der Kraft des Geistes nicht mehr Folge
leisten, wo es die Notwendigkeit erfordert.«

Johannes Cassian
Mönch und Philosoph

Es fällt uns leicht, uns unter Stress und Anspannung zu setzen. Doch zum Glück kann jeder Mensch auch wieder zur Entspannung zurückfinden. Beim Entspannungstraining lässt man sein »Spannungspendel« gleichmäßig zwischen den Polen von An- und Entspannung hin- und herschwingen.

Bei Kleinkindern kann man die natürliche Entspannungsfähigkeit des Organismus gut beobachten. Wenn kleine Kinder müde und erschöpft sind, schlafen sie ein, egal in welcher Umgebung sie sich gerade befinden. Da kann außen herum das Leben toben, das Baby liegt friedlich in seinem Kinderwagen und schläft. Durch regelmäßiges Entspannungstraining kann man das Prinzip der natürlichen Selbstregulation von An- und Entspannung in sich wieder entdecken und fördern. Das ist gar nicht so schwer und Sie sollten es versuchen.

Stellen Sie sich einmal vor, Sie liegen an einem heißen Sommertag faul in der Sonne am Strand. Um Sie herum sind spielende, schreiende Kinder, an der Strandbar dudelt das Radio, ein Eisverkäufer läuft mit seiner Bimmel den Strand entlang und hinter Ihnen rauschen die Wellen. Irgendwann spüren Sie eine angenehme, wohlig schwere Müdigkeit und dösen ein. Sie schlafen eine Viertelstunde und hören weder die schreienden Kinder noch das Radio oder den Eisverkäufer mit seiner Bimmel und seinem lauten Rufen.

Oder Sie liegen am Samstagnachmittag auf der Terrasse und sind in einen spannenden Roman vertieft. Da fängt Ihr Nachbar an, seinen Rasen zu mähen, was Sie zunächst verärgert, weil Sie sich in Ihrer friedlichen Idylle gestört fühlen. Sie sind aber so in die Geschichte vertieft, dass Sie dem schon einen Moment später keine Bedeutung mehr beimessen. Irgendwann werden Ihnen die Augen schwerer und schwerer und Sie dösen über dem Buch ein. Sie schlummern eine Weile friedlich und nehmen das Brummen des Rasenmähers überhaupt nicht mehr wahr.

Ein systematisches Entspannungstraining schult genau diese mentale Fähigkeit. Man lernt, seine Konzentration so umzulenken, dass man sich von störenden Außenreizen lösen kann, um so zur gedanklichen und körperlichen Selbstberuhigung zu finden. Hat man dieses Prinzip erst einmal für sich entdeckt und einige Erfahrung damit gesammelt, ist es völlig gleich, um welche Außenreize es sich dabei handelt. Mit einiger Übung klappt das selbst unter größtem Stress. Wie im Auge des Orkans kann um Sie herum der Lärm und Sturm des Lebens toben, zumindest für die Dauer der Entspannungsübung können Sie Stille und Frieden finden.

Der Entspannungsschirm

Man kann sich das Entspannungstraining bildlich wie einen Schutzschirm vorstellen, den man im Stress aufspannen kann. Ohne diesen wirken die Stressreize den ganzen Tag direkt und »ungebremst« auf unseren Körper und Geist ein.

Zunächst wirkt Stress auf unser zentrales Nervensystem (ZNS), also auf bestimmte Regionen im Gehirn, ein. Hier nehmen wir einen Großteil des auf uns einströmenden Stresses noch bewusst als psychische Erregung wahr. Das beginnt zumeist damit, dass man sich über bestimmte Dinge aufregt, dass man sich immer mehr ärgert, man wird leicht reizbar, bis man irgendwann so richtig wütend oder frustriert ist. Dieser »bewusste« oder psychische Stress führt zu einem Anstieg der Stresshormone und auch dazu, dass der sympathische Nervenstrang im vegetativen Nervensystem vermehrt stimuliert wird, also der Teil, der für Erregung und Anspannung in den Organen sorgen soll. Der »Gegennerv«, der Parasympathikus, kann die übersteigerte Erregung irgendwann nicht mehr herunterregulieren, und wir verlieren im Dauerstress unsere Entspannungsfähigkeit. Nun ist der Stress körperlich geworden. Die gesteigerte körperliche Erregung und Anspannung wird als innere Unruhe wiederum an das Gehirn zurückgemeldet.

Psychische und physische Erregung schaukeln sich gegenseitig hoch, und wir befinden uns im Stresskreislauf.

Anders wenn man gelernt hat, rechtzeitig seinen mentalen Entspannungsschirm aufzuspannen. Das beginnt damit, dass man gelernt hat, Pausen einzuhalten. Pausen gehören genauso zur Arbeit wie die Phasen von Anstrengung und Leistung.

Wenn ein guter Bergführer mit Ihnen im Hochgebirge wandert, dann lässt er nicht erst dann Pause machen, wenn alle bereits total ausgepowert sind. Er wird spätestens alle zwei Stunden eine Rast einlegen und darauf achten, dass Sie Ihre Energiespeicher wieder aufladen. Genauso wichtig ist es, seine psychischen Energiespeicher am Tag immer mal wieder aufzufrischen, gerade damit man leistungsfähig bleibt.

Das Entspannungstraining beginnt damit, dass man rechtzeitig und regelmäßig eine Erholungszeit für Körper und Geist in seinen Alltag einplant. So kann man sich von Stressreizen lösen und das Maß seiner physischen und psychischen Erregung selbst reduzieren. Nach wenigen Minuten reduzieren sich die Stresshormone und im körperlichen, vegetativen Nervensystem kann sich wieder ein Gleichgewicht zwischen sympathischer und parasympathischer Nervenaktivität einstellen. Dieses körperliche Gleichgewicht, das man als Schwere oder Leichte in den Muskeln, als Kribbeln oder Wärme in den Gliedern fühlen kann, wird an das Gehirn zurückgemeldet, und so laufen wir allmählich wieder in einen Gleichgewichtskreislauf ein und können unser psychisches und physisches Gleichgewicht wiederfinden.

Den Entspannungsschirm aufspannen
→ systematisches Entspannungstraining

Mentale Entspannung finden – Passive Konzentration

Die entscheidende Frage ist, wo bekommt man solch einen Entspannungsschirm und wie kann man lernen, ihn aufzuspannen? Das Wichtigste am Entspannungstraining ist, dass man es regelmäßig macht. Dadurch prägen sich im Gehirn neuronale Muster für Entspannung ein. Es ist wie mit dem Erlernen einer neuen Sprache, auch hier müssen wir täglich die Vokabeln wiederholen, bis sie sich unauslöschlich im Gehirn »eingebrannt« haben. Der »psychologische Trick« der mentalen Entspannungs-

Der Entspannungsschirm

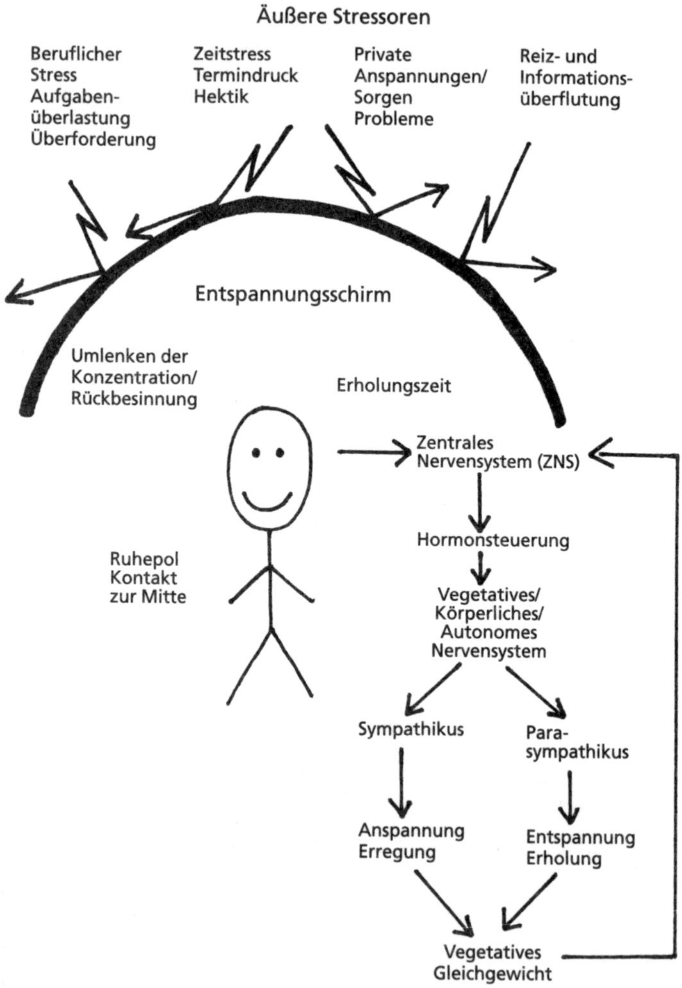

Dauerspannung bringt den Organismus aus dem Gleichgewicht

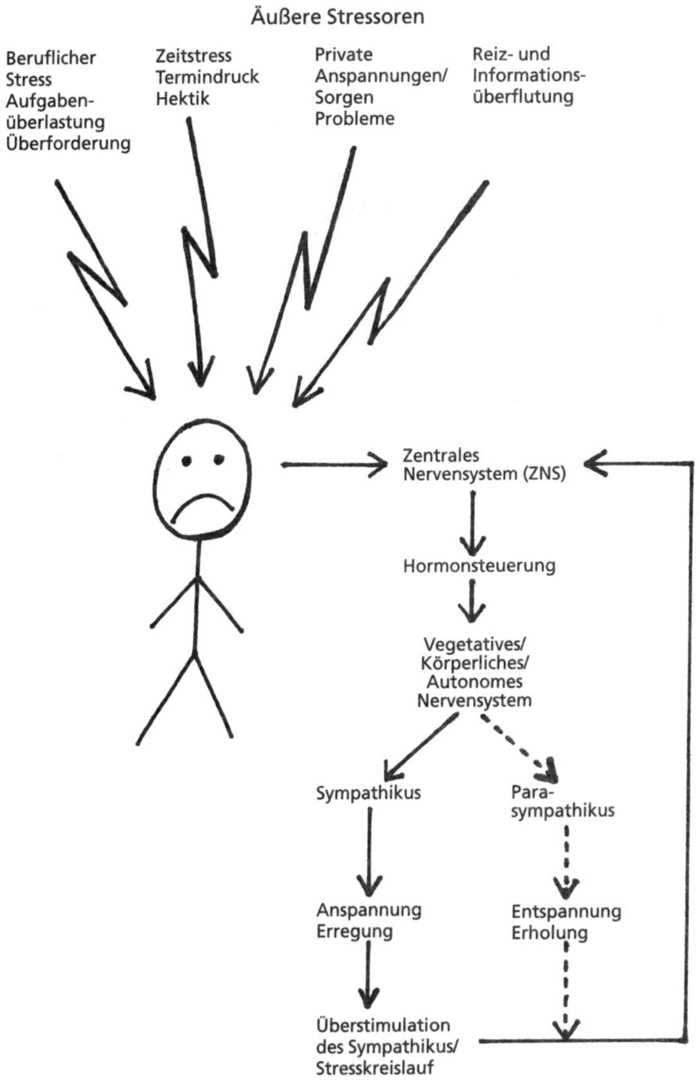

verfahren besteht darin, dass man lernt, seine Aufmerksamkeit und Konzentration umzulenken, weg von Außenreizen, hin zur gedanklichen und körperlichen Selbst-Beruhigung. Dies geschieht in einer Übungshaltung, die man passive Konzentration nennt. Entspannung lässt sich nicht erzwingen.

Sagen Sie in diesem Moment, wo Sie diese Zeilen lesen, einmal zu sich selbst: »Entspann dich!«. Sie werden dabei keine Entspannung empfinden, weil dieser »Entspannungsbefehl« ein rein rationaler Vorgang ist. Je mehr man versucht, Entspannung willentlich und rational herbeizuführen, umso schwieriger wird sich ein Entspannungsgefühl einstellen können. In einer solchen Haltung aktiver oder willentlicher Konzentration gerät man eher in einen Zustand größerer Anspannung und Verkrampfung.

Passive Konzentration bedeutet, sich nach innen zu besinnen, die Atmung, den Körper und den unmittelbaren Augenblick wahrzunehmen und zu spüren, ohne dabei etwas Bestimmtes erreichen zu wollen.

Mit einer solchen Haltung geben Sie Körper und Geist Gelegenheit, die Entspannung ganz wie von selbst, von innen heraus, herbeizuführen, wenn es Zeit dazu ist.

Wenn wir sehr gestresst sind, braucht der Körper erst einmal ein paar Minuten, um die Stresshormone so weit herunterzuregulieren, dass sich ein erstes Entspannungsgefühl einstellen kann. So wird Ihr Körper zu Ihrem Freund und Verbündeten, der mit Ihnen gemeinsam Richtung Entspannung marschiert. Gerade wenn Sie sehr angespannt und erregt sind, sollten Sie die Entspannungsübung nicht mit der festen Absicht durchführen, möglichst schnell und tief zu entspannen. Dadurch setzen Sie sich selbst unter Druck, weil Sie Ihrer Psyche auf unbewusster Ebene den Befehl geben: »Entspann dich!«. Gehen Sie mit folgender Einstellung an die Übung heran: »Ich nehme mir jetzt eine Auszeit, Zeit, die eigene Atmung und den eigenen Körper zu fühlen, Zeit, um mit mir selbst wieder in Kontakt zu kommen. So gebe ich meinem Körper und meinem Geist Gelegenheit, ganz von selbst wieder zur Ruhe zu finden.«

Folgende positive Auswirkungen können bei regelmäßigem Entspannungstraining beobachtet werden:

Positive körperliche Veränderungen

- Reduktion vegetativer, sympathikotoner Nervenspannung; dadurch Absinken des Blutdrucks (besonders bei erhöhtem Blutdruck) und Verlangsamung und Gleichmäßigkeit der Herzfrequenz
- Beruhigung und Gleichmäßigkeit der Atemfrequenz
- Abnahme der muskulären Spannung; dadurch Reduktion körperlicher An- oder Verspannungszustände
- Reduktion der elektrischen Gehirnaktivität im EEG, das heißt Reduktion der zentralnervösen Nervenspannung.

Positive psychische Veränderungen

- Abbau von akutem, gesteigertem Stress in der Post-Stressphase möglich
- Stressprävention: bei regelmäßigem Training Zunahme an Gelassenheit, insbesondere dadurch, dass es einem in Problem- und Belastungssituationen besser gelingt, die Ruhe zu bewahren und den Überblick zu behalten.

Die im Folgenden beschriebenen Übungen zur Atementspannung und zur Tiefenmuskelentspannung helfen Ihnen, diese Haltung passiver Konzentration zu schulen.

Durch die Konzentration nach innen ist das Entspannungstraining auch eine Art von Meditation; es ist ein guter und wichtiger Schritt auf dem Weg zurück zur Stille, wann immer wir in einer lauten und hektischen Welt das Bedürfnis danach haben.

Atempause – Anleitung zur Atementspannung

Im Atem sind zweierlei Gnaden:
Die Luft einziehen,
sich ihrer entladen.
Jenes bedrängt, dieses erfrischt.
So wunderbar ist das Leben gemischt.
Drum danke Gott, wenn er dich presst;
Und dank ihm, wenn er dich wieder entlässt.

Johann Wolfgang von Goethe

Schließen Sie bei der Übung möglichst die Augen und richten Sie Ihre Aufmerksamkeit und Konzentration ganz auf die Atmung. Auf diese Weise nehmen Sie Kontakt mit Ihrer Atmung auf. Sie können dann fühlen, wie der Atem in die Nase einströmt und weiter tief in Sie hinein und wie er schließlich durch die Nase wieder austritt. Sie fühlen, wie der Brustraum sich hebt und senkt und wie der Bauchraum sich im ruhigen Rhythmus der Atmung bewegt. Nehmen Sie sich Zeit für ein paar tiefe und ruhige Atemzüge.

Wenn am Anfang der Übung die Gedanken noch wandern, so ist dies ganz normal. Lassen Sie die Gedanken ziehen wie Wolken am Himmel und lenken Sie Ihre Aufmerksamkeit und Konzentration mit jedem neuen Atemzug immer wieder auf das Gefühl für die ruhige und gleichmäßige Bewegung der Atmung zurück.

»Das Denken ist unwichtig – im Moment ist nur das Atmen wichtig.«
»Ich atme tief, ruhig und gleichmäßig.«

In der Haltung passiver Konzentration entsteht nun ein Gefühl wie: »Es atmet mich.«

Bauch- oder Zwerchfellatmung

Stellen Sie sich einen Punkt in Ihrer Körpermitte vor. Dieser Punkt liegt ungefähr auf der Höhe des Bauchnabels oder ein kleines Stück darunter. Lassen Sie den Atem nun in diesen Punkt, in der eigenen Mitte, ein- und ausströmen. Dadurch vertieft sich der Atem, von einer Brustatmung, die über die Rippenfellmuskulatur überwiegend willentlich gesteuert wird, hin zur Zwerchfellatmung, die vegetativ, also körperlich gesteuert wird. Sie können das daran merken, dass sich die Brust kaum noch bewegt, sich dafür aber der Bauchraum hebt und senkt.

Der Atem pendelt sich jetzt in seinen ganz eigenen, ruhigen und gleichmäßigen Rhythmus ein. Der Körper wird mit gerade soviel Sauerstoff versorgt, wie er im Moment benötigt. Allein durch das vertiefte, ruhige und gleichmäßige Atmen und die besondere Aufmerksamkeit auf die Bauchatmung werden sich nach wenigen Minuten Entspannungsgefühle ganz wie von selbst einstellen. Sie fühlen das Nachlassen von Körperspannung als eine Lockerung und Lösung in den Muskeln. Dies kann man dann als Schwere- oder aber auch als Leichtegefühl empfinden, man spürt ein Kribbeln oder Wärme. Manchmal kann man fühlen, wie vom Bauchraum aus kleine »Entspannungswellen« den ganzen Körper durchströmen.

»Jeder Atemzug vertieft die Ruhe.«

Die Atementspannung hilft uns nicht nur, körperlich zu entspannen, sondern dient auch zur psychischen Stabilisierung und hilft, das innere Gleichgewicht zu wahren oder wiederzufinden. Alltagsstress, all die Aufregungen der Welt führen oft dazu, dass wir das Gefühl haben, unser inneres Gleichgewicht zu verlieren und keinen guten Kontakt mehr zu uns selbst zu haben. Durch das Atmen in die Körpermitte kann man sich wieder in seiner eigenen Mitte zentrieren, kann sich in seiner Mitte einpendeln. Man fühlt das ruhige und gleichmäßige Fließen der Atmung als sanfte und ruhige Bewegung im Körper, spürt wie die Spannung im Körper nachlässt, wie alle Muskeln sich lockern und lösen. So kann man den Kontakt zu sich selbst wiederherstellen. Gerade wenn es im Alltag hektisch und stressig zugeht, sollte man sich diese Atempause gönnen.

Man kann die Atementspannung auch mit offenen Augen durchführen. Man bleibt dabei dann wach und auf das Geschehen in der Außenwelt konzentriert und hat gleichzeitig das Gefühl, bei sich selbst bleiben zu können. So kann man das Ausmaß an Erregung in stressigen Alltagssituationen direkt und unmittelbar reduzieren.

Anleitung zur Tiefenmuskelentspannung

Auch die Übung zur Tiefenmuskelentspannung sollten Sie mit der oben beschriebenen Atementspannungsübung beginnen. Nehmen Sie sich zunächst einmal Zeit, um die Konzentration und Aufmerksamkeit auf den Atem zu lenken, Zeit, den Atem zu fühlen, und Zeit, damit sich der Atem von der reinen Brust- auf die Bauch- oder Zwerchfellatmung vertiefen kann. Lassen Sie sich dabei so viel Zeit, bis Sie ein erstes Nachlassen von Körperspannung wahrnehmen und fühlen, wie der ganze Körper sich etwas lockert und löst. Diesen tiefen, ruhigen und gleichmäßigen Atem behalten Sie dann bei der Tiefenmuskelentspannungsübung bei.

Das Grundprinzip dieser Übung ist sehr einfach. Sie wandern in einer bestimmten Reihenfolge mit Ihrer Wahrnehmung, Aufmerksamkeit und Konzentration durch die Hauptmuskelgruppen des Körpers. Sie können dabei die Grundspannung, Anspannung oder auch Verspannung in den jeweiligen Muskel-

und Körperpartien fühlen. Gleichzeitig können Sie nun aber auch Folgendes wahrnehmen: Allein dadurch, dass Sie mit Ihrer Aufmerksamkeit und Konzentration auf einem bestimmten Bereich verweilen und dabei ruhig weiter atmen, kann sich die Spannung in diesem Bereich ganz von allein reduzieren, lockern und lösen. Diesen Prozess nennt man Bodyscanning.

Legen Sie sich bequem ausgestreckt hin, auf ein Bett, Sofa, eine Decke oder Isomatte. Ziehen Sie die Schuhe aus, richten Sie sich komfortabel ein.

Lassen Sie nun langsam Ihre Aufmerksamkeit und Konzentration durch die Hauptmuskelgruppen Ihres Körpers wandern.

Beginnen Sie mit der Atementspannung.

Lenken Sie dann Ihre Wahrnehmung, Aufmerksamkeit und Konzentration auf die **Füße**. Sie spüren Ihre Füße, fühlen die Grundspannung, Anspannung oder Verspannung in den Füßen. Nun erlauben Sie Ihren Muskeln in den Füßen, sich zu lockern und zu lösen. Die mentale, also die geistige Grundhaltung folgt dabei den Sätzen:

»Alle Anspannung oder Verspannung in den Füßen lockert und löst sich.«

»Die Füße sind jetzt vollkommen locker, gelöst und entspannt.«

Wandern Sie mit Ihrer Aufmerksamkeit und Konzentration dann ein kleines Stück aufwärts und spüren Sie Ihren **Waden** nach. Sie fühlen die Grundspannung, Anspannung oder Verspannung in den Waden und erlauben allen Muskeln in den Waden, sich zu lockern und zu lösen.

»Alle Anspannung oder Verspannung in den Waden lockert und löst sich.«

»Die Waden sind jetzt vollkommen locker, gelöst und entspannt.«

Sie wandern mit Ihrer Aufmerksamkeit und Konzentration noch ein weiteres Stück aufwärts und spüren die **Oberschenkel**. Sie fühlen die Grundspannung, Anspannung oder Verspannung in den Oberschenkeln und erlauben allen Muskeln in den Oberschenkeln, sich zu lockern und zu lösen.

»Alle Anspannung oder Verspannung in den Oberschenkeln lockert und löst sich.«

»Die Oberschenkel sind jetzt vollkommen locker, gelöst und entspannt.«

Dann spüren Sie Ihrem **Becken** nach, dann dem **Gesäß**. Sie fühlen die Grundspannung, Anspannung oder Verspannung in Becken und Gesäß und erlauben allen Muskeln in diesem Bereich, sich zu lockern und zu lösen.

»Alle Anspannung in Becken und Gesäß lockert und löst sich.«

»Becken und Gesäß sind jetzt locker, gelöst und entspannt.«

Sie wandern mit Ihrer Aufmerksamkeit und Konzentration noch ein Stück aufwärts in den **Rücken** hinein und spüren den Rücken. Wandern Sie einmal ganz langsam Ihre **Wirbelsäule** von unten nach oben entlang. Sie fühlen die Grundspannung, Anspannung oder Verspannung im Rücken und in der Wirbelsäule und erlauben allen Muskeln in diesem Bereich, sich zu lockern und zu lösen

»Alle Anspannung oder Verspannung im Rücken und in der Wirbelsäule lockert und löst sich.«

»Rücken und Wirbelsäule sind jetzt angenehm locker, gelöst und entspannt.«

Nun wandern Sie mit Ihrer Wahrnehmung in den **Bauchbereich** hinein. Hier kann man noch einmal fühlen, wie der Atem tief, ruhig und gleichmäßig ein- und ausströmt.

»Alle Anspannung oder Verspannung im Bauchbereich lockert und löst sich.«

»Der Bauchbereich ist jetzt vollkommen locker, gelöst und entspannt.«

Wandern Sie dann hinauf in den **Brustraum**.

»Alle Anspannung oder Verspannung im Brustraum lockert und löst sich.«

»Der Brustraum ist jetzt angenehm locker, gelöst und entspannt.«

Lenken Sie Ihre Aufmerksamkeit, Wahrnehmung und Konzentration nun auf das **Herz**.

»Alle Anspannung oder Verspannung im Herzen lockert und löst sich.«

»Das Herz ist angenehm locker, gelöst und entspannt.«

Achten Sie dabei auch auf den **Herz-Rhythmus**.

»Mein Herz schlägt ruhig und gleichmäßig.«

Nun wandern Sie mit Ihrer Aufmerksamkeit und Konzentration in die **Schultern**, spüren die Grundspannung, Anspannung oder Verspannung in den Schultern, im **Hals-** und **Nackenbereich**. Erlauben Sie allen Muskeln in diesem Bereich, sich zu lockern und zu lösen.

»Alle Anspannung oder Verspannung in Schultern, Hals und Nacken lockert und löst sich.«

»Schultern, Hals und Nacken sind jetzt angenehm locker, gelöst und entspannt.«

Sie wandern mit Ihrer Konzentration in die **Arme** hinein, wandern über die Ellenbogen langsam hinab bis zu den Händen. Sie spüren Arme und **Hände**.

»Alle Anspannung oder Verspannung in den Armen und Händen lockert und löst sich.«

»Arme und Hände sind jetzt vollkommen locker, gelöst und entspannt.«

Dann wandern Sie mit Ihrer Konzentration hinauf zum **Kopf**.

Sie spüren die **Stirn**.

»Alle Anspannung oder Verspannung in der Stirn lockert und löst sich.«

»Die Stirn ist jetzt vollkommen locker, gelöst und entspannt.«

Sie spüren die **Augen**.

»Alle Anspannung oder Verspannung in den Augen lockert und löst sich.«

»Die Augen sind vollkommen locker und entspannt.«

Sie spüren die **Ohren.**

»Alle Anspannung oder Verspannung in den Ohren lockert und löst sich.«

»Die Ohren sind jetzt vollkommen locker, gelöst und entspannt.«

Sie spüren die **Nase**.

»Alle Anspannung oder Verspannung in der Nase lockert und löst sich.«

»Die Nase ist jetzt vollkommen locker, gelöst und entspannt.«

Sie spüren die **Wangen**.

»Alle Anspannung oder Verspannung in den Wangen lockert und löst sich.«

»Die Wangen sind jetzt vollkommen locker, gelöst und entspannt.«

Sie spüren den **Mund**.

»Alle Anspannung im Mund lockert und löst sich.«

»Der Mund ist jetzt vollkommen locker, gelöst und entspannt.«

Beim Bodyscanning löst sich die Verspannung in den jeweiligen Muskelgruppen ganz von selbst, allein dadurch, dass Sie mit Ihrer Aufmerksamkeit und Konzentration dort einen Moment verweilen und dabei tief, ruhig und gleichmäßig atmen.

Nach einer Weile können Sie dann fühlen, wie dieses angenehme Entspannungsgefühl jeden Muskel bis in jede Körperzelle hinein durchströmt. Und dadurch, dass der Körper sich zunehmend lockert, löst und entspannt, kommt dann auch der Geist zu Ruhe.

»Der ganze Körper ist jetzt angenehm locker, gelöst und entspannt.«
»Mein Geist ist ruhig und klar.«

Allgemeine Übungshinweise

Gönnen Sie sich regelmäßig und präventiv eine Erholungszeit zur Atem- und Tiefenmuskelentspannung. Sie sollten nach mehreren Stunden mit Anspannung und Leistung den Tag, möglichst in der Tagesmitte, einmal mit einer Entspannungsübung unterbrechen. Nach Phasen großer Erregung und erhöhten Stresses, nach außergewöhnlichen Belastungen sollten Sie Ihrem Körper und Geist Gelegenheit geben, sich mit Hilfe dieser Entspannungsübungen wieder auf ein normales und gesundes Maß an Wohlspannung herunterzuregulieren.

Übungsdauer

Für die Atementspannungsübung reichen fünf Minuten. Diese Übung ist gut geeignet für die »kleine Entspannung zwischendurch«. Sie können sie aber auch bis zu 20 Minuten ausdehnen.

Für die Übung zur Körperentspannung – Bodyscanning in Verbindung mit Atementspannung – sollten Sie sich 15 bis 20 Minuten Zeit nehmen.

Wichtig ist, dass Sie die Übungen regelmäßig, möglichst einmal täglich durchführen. Nach längeren Phasen mit großer Anspannung und Erregung sollten Sie spätestens dann entspannen, sobald Anzeichen psycho-vegetativer Erschöpfung auftreten.

Übungshaltung

Sie können die Entspannungsübungen im Sitzen oder im Liegen durchführen, wobei das Entspannungsgefühl im Liegen intensiver und tiefer ist. Sie sollten sich dabei lang ausgestreckt auf eine bequeme Unterlage legen. Diese sollte weich, aber nicht zu weich sein. Ideal ist eine feste und gut isolierte Matte, beispielsweise eine gute Isomatte, wie man sie beim Camping benutzt, oder eine Trainingsmatte, wie Physiotherapeuten sie verwenden.

Wenn Sie im Liegen üben, dient die Tiefenmuskelentspannung nicht nur dem Schutz vor Herzinfarkt, sondern hilft auch bei Bandscheibenschäden- und Rückenerkrankungen, die ja zu einer regelrechten Volksseuche in den Industrienationen geworden sind. Dadurch dass Sie Ihren Rücken in der Tiefenentspannung einmal am Tag entlasten, können Sie Abnutzungs- und Degenerationserscheinungen in der Wirbelsäule wirksam vorbeugen.

Umweltgeräusche und Einflüsse der sozialen Umgebung

Zunächst einmal sollten Sie sich klar machen, dass Sie ein Recht auf Entspannung haben. Es gibt Zeiten der Arbeit, der Leistung und des Engagements, und es muss Zeiten der Ruhe und Erholung geben. Auf die Arbeitswelt bezogen bedeutet dies, dass Sie Pausenzeiten einhalten und diese dann auch wirklich zur Regeneration nutzen sollten. Wenn Sie eine Stunde Mittagspause haben, könnten Sie 30 bis 40 Minuten davon zum Essen nutzen und es blieben ihnen 20 bis 30 Minuten für die Entspannungsübung.

Ideal ist es natürlich, wenn Sie ein Einzelbüro haben, dann können Sie die Tür schließen, ein »Bitte nicht stören«-Schild aufhängen und das Telefon für die Zeit der Entspannung umleiten. Doch auch in einem Großraumbüro kann man Entspannung finden. Entweder führen Sie die Übung dann im Sitzen durch oder Sie rollen Ihre Entspannungsmatte ganz einfach hinter Ihrem Schreibtisch aus. Wichtig ist, dass Sie Ihren Kollegen oder Ihrem Chef erklären, was Sie da machen, und dass Sie deutlich machen, dass Sie die Übungen während Ihrer Pause durchführen.

Am Anfang Ihrer Übung wird es vorkommen, dass die Geräusche der Umgebung Sie in Ihrer Konzentration stören. Doch je mehr Erfahrung Sie mit der Tiefenentspannung sammeln, umso weniger werden diese Geräusche Sie ablenken. Sie lernen innerlich abzuschalten, und während in der Außenwelt der Verkehr des Lebens tobt, bleiben Sie davon innerlich unberührt.

Visualisierung – Entspannungsbilder

Wenn Sie einige Erfahrung mit Atem- und Tiefenmuskelentspannungsübungen gewonnen haben, kann die Konzentration auf angenehme, innere Bilder den Entspannungseffekt unterstützen. Lassen Sie in der Entspannungsphase vor Ihrem geistigen Auge ein Bild aufsteigen, bei dem Sie Ruhe, Wohlergehen und ein positives Lebensgefühl empfinden. Dies kann beispielsweise eine schöne Urlaubserinnerung sein: Sie liegen auf einer Bergwiese in der Sonne, das Gras wärmt Ihnen den Rücken und duftet süß, über Ihnen ziehen Wolken über den blauen Himmel … Sie liegen an einem kleinen See auf einem Steg in der Sonne. Das Holz ist angenehm warm. Unter Ihnen plätschern die Wellen an den Steg. Leise raschelt der Wind durch das Schilf …

Finden Sie Ihr eigenes Entspannungsbild. Dieses Bild können Sie in stressigen Situationen in sich aufsteigen lassen. Zusammen mit der Atementspannung wird Ihr Entspannungsbild Ihnen helfen, das Ausmaß der empfundenen Erregung zu reduzieren.

Autogenes Training

Neben der hier beschriebenen Übung zur Tiefenmuskelentspannung ist natürlich auch das Autogene Training zur Stressprävention und Stressreduktion hervorragend geeignet. Das Autogene Training ist gleichfalls ein mentales Entspannungsverfahren, und der Unterschied besteht im Wesentlichen nur darin, dass im Übungsablauf andere Formeln verwandt werden. Beim Autogenen Training arbeitet man mit Formeln zur Autosuggestion von Ruhe, Schwere und Wärme in den Hauptmuskelgruppen.

Letztendlich kann man nur durch Übung und Erfahrung herausfinden, welches Entspannungsverfahren bei einem besser funktioniert. Es wird auch immer von der Person des Übungsleiters abhängig sein, ob man sich in das eine oder das andere Verfahren besser hineinfindet. Man kann beide Methoden auch miteinander kombinieren und so seinen ganz eigenen Weg zur Entspannung finden. Im Anhang finden Sie Hinweise auf Kurse zu den verschiedenen Entspannungsverfahren.

Mentales Training

> Unwillig klagst du und willst nicht einsehen, dass bei allem, was du beklagst, nur eines von Übel ist: dein Unwillen und deine Klagen. Nur ein Unglück gibt es für einen Mann, nämlich dass es Dinge in seinem Leben gibt, die er als Unglück ansieht.
>
> *Seneca, »Epistulae Morales«*

Der römische Philosoph Seneca (4 v. Chr. bis 65 n. Chr.) gilt als der Urvater des mentalen Trainings und des positiven Denkens. »Jammere nicht!« – »Don't worry, be happy!« Ganz so platt sollte man sich Senecas Philosophie sicherlich nicht nähern. Gelegentliches Jammern und Stöhnen kann sogar eine reinigende Funktion für die Psyche haben. Was Seneca uns mit obigem Zitat sagen möchte, ist vielmehr Folgendes: Gerade in schwierigen und scheinbar festgefahrenen Lebenssituationen sollte man versuchen, die Dinge zunächst einmal so zu akzeptieren wie sie sind, um dann das Beste daraus machen zu können. Andernfalls besteht die Gefahr, dass man in einen Zustand von »Dauer-Jammern« und Klagen verfällt, man wird verbittert und verschließt sein Herz für alle Lebensfreude. Dadurch »verdunkelt« sich der eigene Geist, man kann keine positiven Ziele mehr erkennen und benennen, geschweige denn den Blick für positive Visionen weiten, die einem Wege aus dem »Jammertal« aufzeigen könnten.

Seneca hat nicht dazu aufgerufen, alle Ereignisse »gnadenlos positiv« zu sehen und die Welt nur noch durch eine rosarot eingefärbte Glücksbrille zu betrachten. In seiner Schule zum philosophischen Denken hat er seinen Schülern vermittelt, dass es meistens nicht die Dinge an sich sind, die uns beunruhigen, sondern häufig allein das, was wir über sie denken. Entscheidend war für ihn immer die innere Haltung, mit der man den Ereignissen in der Welt begegnet. Für die Entwicklung des menschlichen Geistes war seine Erkenntnis revolutionär:

Das Denken formt die Realität und nicht umgekehrt.

Sicherlich gibt es im täglichen Leben Nachrichten und Ereignisse, die uns zu Recht in Unruhe, Aufregung oder Angst versetzen. Andererseits, wie oft passiert es einem im Alltag, dass man die Zukunft gedanklich vorwegnimmt und dabei schwarz einfärbt? Man wird von Angstphantasien und negativen Bildern geleitet, nur um nachher feststellen zu müssen, dass keine dieser negativen Spekulationen eingetroffen ist.

Mentales Training und positives Denken bedeutet nicht, eine Naivität zu entwickeln, indem man bestimmte äußere Einflüsse einfach ausblendet. Und es bedeutet auch nicht, sich mit seiner Einstellung und seinem Denken an ungünstige gesellschaftliche Bedingungen möglichst optimal anzupassen, bis man Krisen und Gefahren nicht mehr wahrnehmen kann.

Mentales Training ist eine besondere Form von entspannter Konzentration, die dazu dient, die positiven und konstruktiven Kräfte, die geistigen Potenziale in einem selbst zu fördern.

So kann man sein psychisches Immunsystem stärken und sich besser vor negativen äußeren Einflüssen schützen.

Das Gehirn – Bewertungs- und Alarmzentrum

Obwohl die Dynamik zwischen Herz und Gehirn keine Einbahnstraße ist und in der einen Richtung das Herz durch seine Arbeits- und Funktionsweise unser emotionales Erleben in der limbischen Struktur des Gehirns beeinflussen kann, so stimulieren in der anderen Richtung unsere Bewusstseinsaktivitäten unsere Herzaktivitäten direkt positiv oder negativ. Deshalb muss man etwas über die Arbeits- und Funktionsweise des Gehirns wissen, damit man sie für das mentale Training nutzen kann.

Das Gehirn

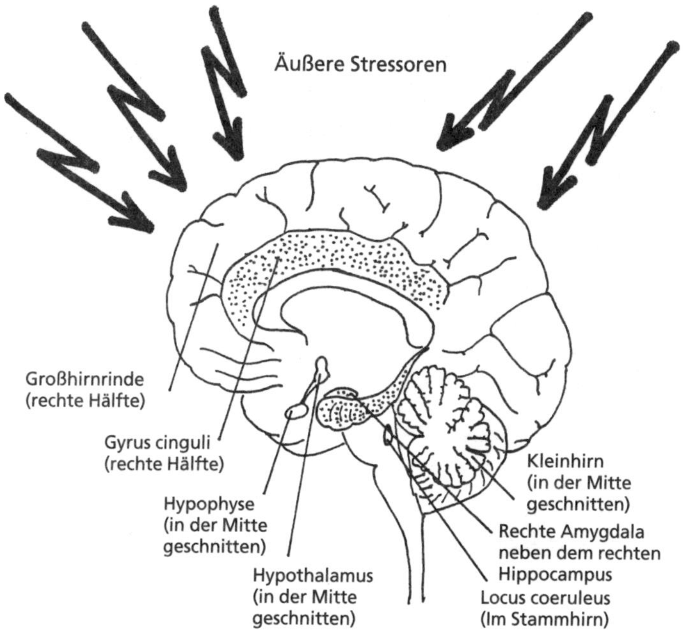

- **Großhirnrinde:** Verarbeitung der Sinneswahrnehmungen und Sitz der intellektuellen und faktischen Intelligenz
- **Limbisches System:** Emotionale Bewertung der Fakten und Sitz der emotionalen Intelligenz

  Zum Limbischen System gehören:

  Gürtelwindung (Gyrus cinguli): Sitz des Selbst- und des Mitgefühls

  Mandelkern (Amygdala): Speicherung von Erinnerungs-

spuren, ob Ereignisse angenehm oder unangenehm waren, ob sie eine Bedrohung darstellen und **Angst** auslösen.
Hippocampus: Hüter der Langzeitgedächtniszellen.

Das menschliche Gehirn besteht aus etwa 20 Milliarden Nervenzellen, die über Synapsen (Schaltstellen zwischen den Nervenzellen) miteinander verbunden sind. Die Verarbeitung der Sinneswahrnehmungen und das Denken sowie die emotionale Bewertung von Erlebtem erfolgt über Erregungsleitungen beziehungsweise über Ausbreitungsflächen von Erregung in Nervenzellnetzwerken. Dies läuft auf unterschiedlichen Ebenen des Bewusstseins ab.

Wenn ein Umweltreiz auf uns einwirkt, so stimuliert er zunächst die Areale in der Großhirnrinde, die für die Verarbeitung von Sinnesreizen zuständig sind. Dann wird dieser Reiz, gleichfalls noch in der Großhirnrinde, rational verarbeitet, das heißt er wird auf seine intellektuelle und faktische Sinnhaftigkeit hin überprüft.

Fast gleichzeitig und parallel dazu werden Areale im Limbischen System des Gehirns stimuliert. Zum Limbischen System, das man auch als das Zentrum unserer emotionalen Intelligenz bezeichnet, gehören die Gürtelwindung, der Mandelkern (Amygdala) und der Hippocampus. In der Gürtelwindung findet eine Bewertung des Umweltreizes statt in Bezug auf die persönliche Bedeutung, die er für uns hat. Es wird geprüft, wie dieser Reiz mit dem Bild, das wir von uns selbst und von der Welt haben, zusammenpasst. Im Hippocampus wird der Reiz mit Erinnerungen beziehungsweise Erfahrungen, die wir mit ihm oder ähnlichen Reizen gemacht haben, verglichen. In der Amygdala wird der Reiz dann noch einmal daraufhin überprüft, ob er Erinnerungsspuren in uns auslöst über Ereignisse, die angenehm oder unangenehm für uns waren, oder ob der Reiz eine Erinnerung auslöst, die Bedrohung und Angst bedeutet.

Man bezeichnet die Amygdala auch als das Zentrum der

Angst. Diesen kleinen Kameraden im Gehirn sollten wir nicht zu oft reizen, denn wenn hier erst einmal Alarm gegeben wird, wird die Stressachse aktiviert:

Negativer Stress
Bedrohung – Angst

↓

Amygdala → Hypophyse → Hirnstamm

↓

Körperliche Stressreaktion
Notfall- und Alarmprogramm

Nun kommt es zur starken Aktivierung des Sympathikus im vegetativen Nervensystem und zu einer gesteigerten Herz-Kreislauf-Aktivität. Der Puls wird beschleunigt, der Sauerstoffbedarf und die Atemfrequenz steigen, eine vasospastische, also gefäßverengende Reaktion tritt ein, wodurch der Blutdruck steigt. Die Immunabwehr wird geschwächt. Die Neurotransmitter Serotonin und Dopamin werden vermindert, was zu mentalen Blockaden und zu Stimmungstiefs führen kann.

Eine vollkommen andere Reaktion läuft ab, wenn der Reiz im Limbischen System positive Gefühle auslöst, entweder weil er uns an eine angenehme Erfahrung erinnert oder weil er uns als Herausforderung erscheint mit der Aussicht oder Hoffnung auf eine positive Belohnung.

Wir kommen immer dann in einen Zustand optimaler körperlicher und geistiger Funktions- und Leistungsbereitschaft, wenn wir die auf uns einströmenden Umweltreize als positiven Stress im Sinne einer neuen Herausforderung interpretieren.

Das bedeutet, dass wir neue Aufgaben für bewältigbar halten oder dass wir das Gefühl haben, über die notwendigen Bewältigungsstrategien zu verfügen.

Wenn wir uns mit positiven Zielen und positiven Visionen verbunden fühlen, dann führt dies in aller Regel auch zu einem positiven Spannungserleben.

Es kommt nun zur optimalem Stimulation des Sympathikus im vegetativen Nervensystem und zur optimalen Freisetzung von Stresshormonen, was wiederum die optimale Aktivierung des Herz-Kreislauf-Systems bewirkt. Eine optimale Regulation der Neurotransmitter Serotonin und Dopamin führt zu einem Gefühl von emotionaler Ausgeglichenheit und ermöglicht kreative Problemlösungen. Bei positiven Erfolgen kommt es zusätzlich noch zu einer Endorphinausschüttung, was für Glücksgefühle sorgt.

In diesem Zustand sind wir geistig wach und angeregt, wir bewegen uns auf dem Level unserer optimalen körperlichen Leistungsfähigkeit und laufen dabei trotzdem nicht Gefahr auszubrennen.

Den psychischen Schutzschirm stärken

Mit den Übungen zum mentalen Training kann man seinen psychischen Schutzschirm stärken und sich damit besser gegen negative äußere Stressoren schützen.

Unser Gehirn kann man sich wie einen sensiblen psychischen Filter vorstellen, der verhindert, dass Stressreize »ungefiltert« und in voller Intensität auf uns einwirken. Denn hier finden die

Stärkung des psychischen Schutzschirms

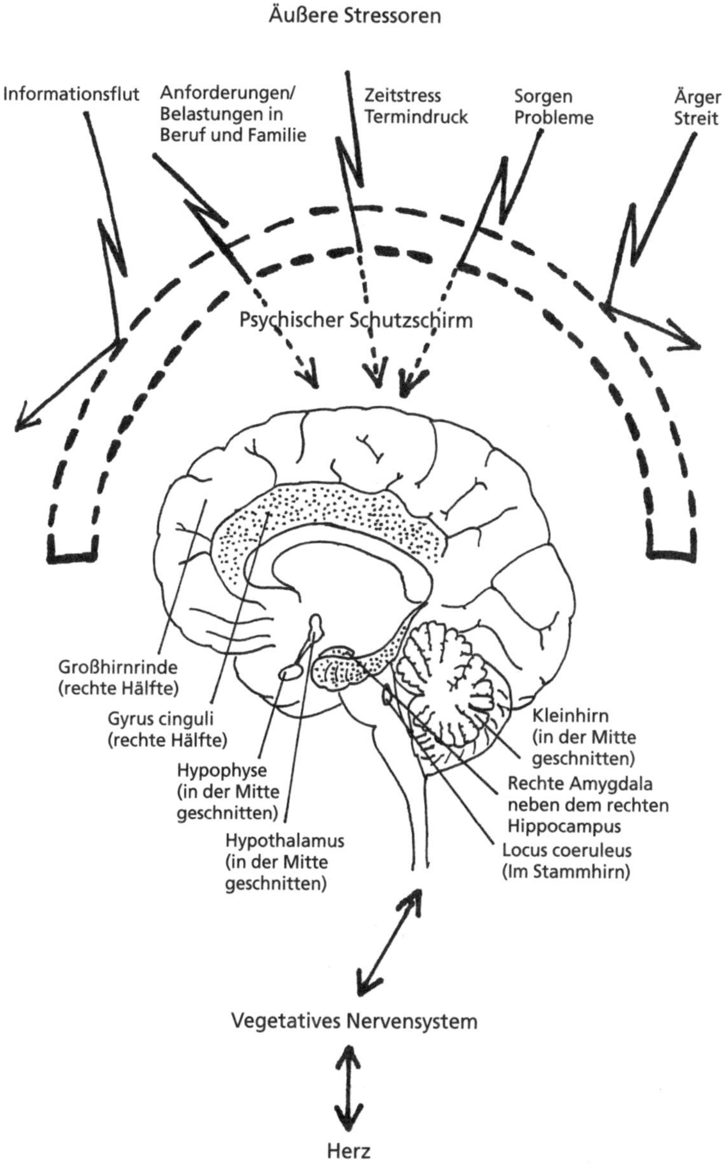

Wahrnehmung und Bewertung und somit eine Interpretation der auf uns einströmenden äußeren Stressoren statt, die darüber entscheidet, ob wir eine Situation eher als positiven oder mehr als negativen Stress empfinden.

Für das mentale Training kann man dabei den Effekt ausnutzen, dass unser Gehirn mit einem Moment der Zeitverzögerung arbeitet, zwischen dem Einwirken von Stressreizen auf der einen Seite und unserer Stressantwort auf der anderen.

Meist reagieren wir unter Stress instinktiv, ohne groß nachzudenken. Da hupt Sie jemand im Straßenverkehr blöde an, und noch im selben Moment »funkt« das Gehirn Ärger an den Körper. Doch auch wenn die hormonelle und die nervliche Erregungsübertragung so schnell sind wie Strom in elektrischen Leitungen, also beinahe Lichtgeschwindigkeit haben, so bleibt uns zwischen dem Einwirken von Stressreizen auf der einen Seite und unserer Reaktion auf der anderen Seite doch ein Moment Zeit. Dieser Moment der Zeitverzögerung entsteht dadurch, dass sich die auf uns einwirkenden Umweltreize und die damit verbundene Erregung in den Nervenzell-Netzwerken der unterschiedlichen Gehirnareale ausbreiten müssen und hier eine Bewertung der Situation erfolgt, die dem Stressreiz erst jetzt seine ganz eigene Bedeutung verleiht.

Es gibt sehr eindrucksvolle Beispiele dafür, wie extrem dieser Effekt der Zeitverzögerung in Notfall- und Schocksituationen sein kann, und diese Beispiele lassen auch deutlich werden, wie wenig wir nach wie vor über die wahre Natur des Gehirns wissen. Da sind die Schilderungen von Menschen, die bei einem Autounfall das ganze Geschehen wie in Zeitlupe miterleben. Ich hatte einmal einen Klienten, der mir erzählte, wie er bei seinem Verkehrsunfall auf der Autobahn aus dem Auto geschleudert wurde und dabei den Eindruck hatte, sich wie in Zeitlupe zu bewegen. Dabei hatte er weder Schmerzen noch Angst (Endorphinausschüttung). Oder es gibt die Berichte von Menschen mit Nahtodeserfahrungen, die beschreiben, wie in den letzten

Momenten ihr ganzes Leben wie ein Film an ihnen vorüberzog und dass sie dabei das Gefühl hatten, unendlich viel Zeit zu haben, obwohl das tatsächliche Ereignis in Realzeit nur wenige Sekunden dauerte.

Diesen Moment der Zeitverzögerung können wir für das mentale Training nutzen.

Zwischen den Stressreizen auf der einen Seite und unserer Reaktion auf der anderen Seite bleibt ein Herzschlag, ein Atemzug, ein Gedanke Zeit!

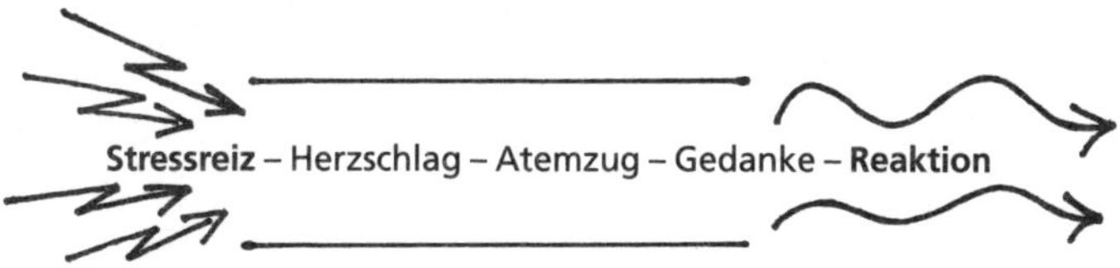

Damit mentales Training sich in der Praxis bewähren und zu einer konstruktiven Veränderung der Reaktionsmuster führen kann, ist es wichtig, die eigene Einstellung, die gedankliche Bewertung, mit der wir an die Dinge herangehen, zu überprüfen. Dafür muss man wissen, das positives und negatives Denken über positive und negative Gedankenkreisläufe entstehen. Auch sollte man rechtzeitig erkennen, wann man übermotiviert an etwas herangeht und wie man stattdessen den Bereich seiner persönlich optimalen Leistungsmotivation finden und halten kann. Und es ist wichtig, mentales Training praktisch zu üben, damit sich neue kognitive (gedankliche) Muster tatsächlich auch in den entsprechenden Gehirnarealen mit neuen neuronalen Verknüpfungen »einschleifen« können. So können wir mit mentalem Training unser psychisches Immunsystem stärken.

Der positive und der negative Gedankenkreislauf

Einseitiges positives Denken, also der Versuch, sein Denken stets in eine positive Richtung zu »zerren«, führt zu psychischer Verkrampfung. Mit der Einstellung »Wie dreckig es mir auch gehen mag, ich denke positiv!«, setzt man sich in belastenden Lebenssituationen psychisch noch zusätzlich unter Druck.

Wenn wir uns aber in einem negativen Gedankenkreislauf »festgesaugt« haben, so kann uns das auf Dauer wirklich krank machen. Negatives oder Katastrophendenken ist ein bedeutsamer Risikofaktor für eine koronare Herzkrankheit, weil sich dabei die Lebensperspektive auf negativen Stress verdichtet.

Wie kann es dazu kommen, dass eine negative Lebenseinstellung überwiegt und wir die Hinwendung zum Positiven nicht mehr finden?

Motivation heißt Bewegung!

Es ist ein psychologisches Grundmotiv des Menschen, sich auf positive Ziele zuzubewegen. Bei Kleinkindern kann man dieses natürlich angelegte Lebensmotiv gut beobachten. Sie sind neugierig, wollen ihre Welt erobern und etwas bewirken. Das erste Mal den Brei allein mit einem Löffel essen, die ersten stolzen Schritte, das erste Mal die Schuhe allein anziehen – in solchen Situation kann das Kleinkind regelrecht ungemütlich werden, wenn Sie versuchen, ihm zu helfen, wo es sich doch gerade selbst so eifrig bemüht.

Auch im Erwachsenenleben ist dieses Grundmotiv nach wie vor wirksam. Und ob es sich um berufliche oder private Ziele handelt, immer wenn wir ein für uns bedeutsames Ziel erreicht haben, verändert sich unsere Lebensperspektive. Wir können neue Ziele, neue Horizonte erkennen und so der Verwirklichung unserer persönlichen Lebensvision schrittweise näher kommen. Wenn dieser natürliche Prozess, der auf Wachstum und Persönlichkeitsentwicklung ausgerichtet ist, zum Stillstand kommt und wir nur noch Stagnation erleben, dann stirbt etwas von dieser natürlichen Lebensfreude und Vitalität in uns ab.

Von Zeit zu Zeit erlebt jeder Mensch Phasen von Demotivation. Man kann dann zwar seine positiven Ziele noch benennen, hat den Kontakt zu seinen persönlichen Visionen noch nicht ganz verloren, sieht aber in diesem Moment nur den Problemberg, der auf dem Weg zum positiven Ziel wie eine Barriere vor einem liegt. Man meint nur noch Aufgabenberge vor sich zu haben, die Tag für Tag auf einen warten. Ist man gleichzeitig weiteren Stressoren oder negativen Informationen ausgesetzt, kann man die eigene Selbstwirksamkeit nicht mehr oder nur noch eingeschränkt wahrnehmen. In diesem Moment kann man nicht mehr erkennen, wie sich die Problembarriere überwinden lässt und der eigene Weg sich wieder öffnet.

Das Herz ist das Organ der Bewegung

Als innerer Impulsgeber steuert es im beständigen Wechsel von An- und Entspannung den Rhythmus des Lebens. Anhaltende Zustände von Demotivation, wenn man sich von seinen positiven Zielen dauerhaft abgeschnitten fühlt, wirken wie ein langsames Gift auf das Herz. Aus psychologischer Perspektive kann man einen Herzinfarkt auch als Blockade der »inneren Bewegung«, der Bewegung in Richtung persönlicher und positiver Visionen verstehen.

Die Wahrnehmung eingeschränkter Selbstwirksamkeit und dauerhafte Demotivation bewirken, dass man nur noch negative Ziele vor sich liegen sieht. Dies löst negative Gedanken aus, was wiederum zu negativen Selbstgesprächen führt. Jeder Mensch hat Phasen, in denen er demotivierend mit sich selbst spricht: »Wart mal ab, das wird alles noch viel schlimmer ...«, »Ich schaff das nie ...«, »Warum immer ich ...?«, »Ich komm nie nach oben ...«, »Warum geht es denen so viel besser als mir ...?« Ein anhaltender negativer innerer Monolog kann dazu führen, dass sich die eigene Aufmerksamkeit und Konzentration weiter auf Probleme, Krisen und Katastrophen fokussiert. Dadurch verstärkt sich die Wahrnehmung von allem Negativen. Zweifel, Sorgen, Ängste führen zu einem Gefühl von Enge in der Brust.

Angst – Enge – Herzinfarkt

Irgendwann gerät man in einen Zustand von Lähmung und Resignation. Ein solcher negativer Gedankenkreislauf hat dann leider die Tendenz, sich weiter zu verstärken. Viele Formen der Depression entstehen durch negative Gedankenkreisläufe. So kann man sich seine Depressionen regelmäßig »herbeidenken«.

Deshalb ist es für das seelische Wohlergehen von zentraler Bedeutung, dass man auch in schwierigen Lebenssituationen in mentalem Kontakt mit seinen positiven Zielen bleibt. Wenn man seine Aufmerksamkeit und seine Konzentration auf positive Ziele und positive Visionen lenkt, zerstreuen sich viele Angstphantasien wie von selbst.

Positive Ziele und positive Visionen bewirken positive Gedanken. Das fördert positive Selbstgespräche: »Alles halb so schlimm ...«, »Irgendwie geht's immer weiter ...«, »Jetzt pack ich es erst mal an ...«, »Das schaff ich schon ...«, »Welche Alternativen hab ich ...?« Anstatt auf Krisen und Katastrophen konzentriert man sich auf Lösungen und neue Chancen. Dadurch verstärken sich die Wahrnehmungsprozesse für das Positive. Man erkennt neue und kreative Lösungen, hält an der Freude fest und hat wieder ein Gefühl von Weite in der Brust. Zum Glück hat auch ein positiver Gedankenkreislauf die Tendenz, sich weiter zu verstärken.

Der positive und der negative Gedankenkreislauf

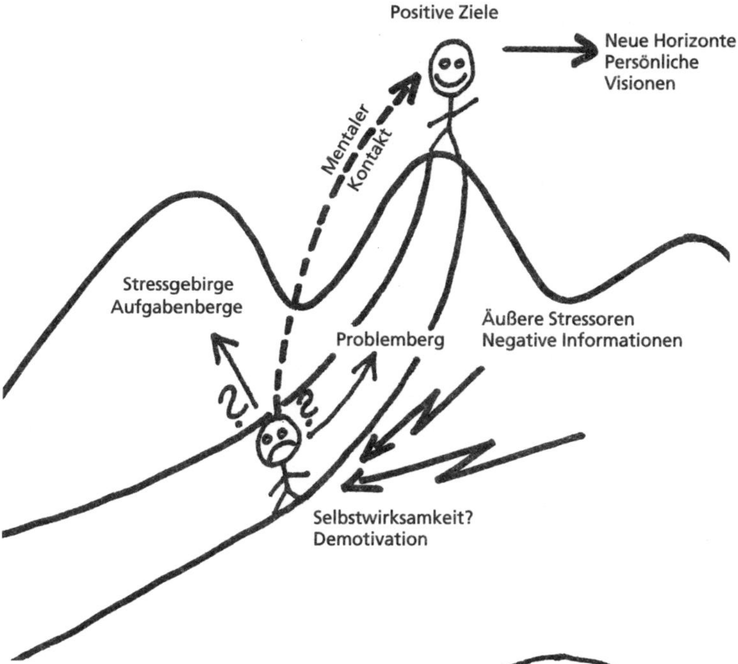

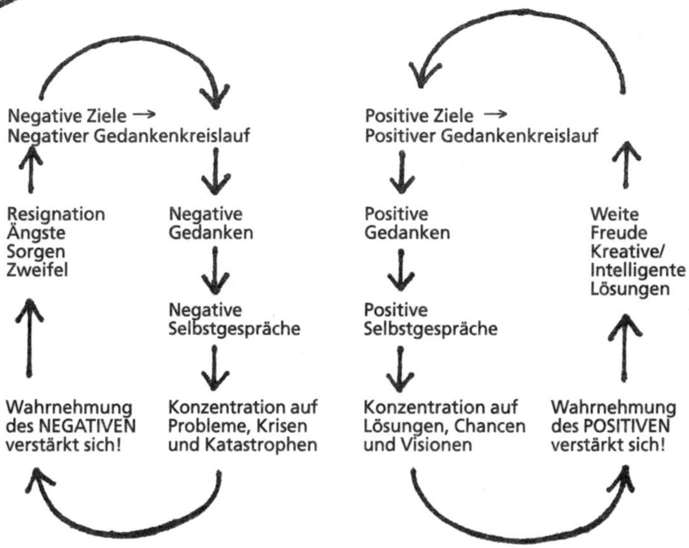

Damit Sie auch angesichts großer Aufgabenberge und bei konkreten Problemen nicht in die negative Selbstprogrammierung »abrutschen«, gehört zum mentalen Training eine gedankliche Überprüfung der eigenen Bewertung der Situation.

- Ist der Ärger oder das Problem wirklich wichtig?
- Ist das überhaupt mein Ärger oder mein Problem?
- Was kann schlimmstenfalls geschehen, und wäre das wirklich so schlimm?
- Was kann ich konkret tun? Welche Schritte zur Problemlösung kann ich einleiten?

In einer multimedialen Gesellschaft sind wir häufig einer regelrechten Flut von negativen Informationen ausgesetzt. Allein wenn man morgens die Zeitung liest, nimmt man so viele negative Informationen auf, dass das im Grunde genommen schon für den ganzen Tag ausreichen würde.

Wie oft kursieren irgendwelche negativen Gerüchte in einem Unternehmen, bei denen man im Nachhinein feststellt, dass nichts an ihnen dran war, die einem aber trotzdem den Tag gründlich verdorben haben.

Damit negative Informationen, die aus der Umwelt auf einen einströmen, nicht zu negativen Gedankenzirkeln werden, ist es hilfreich, Informationen folgendermaßen gedanklich zu überprüfen.

- Woher stammen meine Informationen?
- Wie verlässlich ist die Informationsquelle?
- Welche Absicht verfolgt der Informant?
- Wie hoch ist die Wahrscheinlichkeit, dass ein angekündigtes negatives Ereignis tatsächlich und so wie befürchtet eintritt?

Den individuellen Spannungsbogen finden

Das Yerkes-Dodson-Gesetz gilt als die goldene Regel in der Motivationspsychologie. Es verdeutlicht den Zusammenhang zwischen Anstrengung und Anspannung einerseits und dem Leistungsergebnis andererseits. Jenseits eines bestimmten Leistungsoptimums kann eine Steigerung von Anstrengung und Anspannung in Leistungssituationen sogar zu einem drastischen Leistungseinbruch führen. Es gibt einen Wendepunkt, den Punkt der maximalen Belastbarkeit in Leistungs- und Anforderungssituationen. Überschreiten wir ihn, geraten wir in einen Zustand von Übermotivation.

Anstatt mit Freude an der Aufgabe und positiver Herausforderung eine bestimmte Leistung zu schaffen, werden wir nun von Ängsten getrieben, bloß nicht zu versagen. Durch Übermotivation verändert sich unser Bewertungsschema. Wir werden innerlich verkrampft und bewerten den Ausgang von Leistungssituationen mit »Muss-Denken«: »Ich muss unbedingt … (Erfolg haben, gewinnen, der Beste oder Erste sein, Karriere machen …)«, »Ich darf nicht … (versagen)«, »Jetzt bloß keinen Fehler machen … (Null-Fehler-Kultur)«. Im Zustand von Übermotivation entwickeln sich »totaliäre«, absolute und überhöhte Leistungsansprüche, an sich selbst und an andere.

Wir leben in einer Leistungsgesellschaft und es ist wichtig, gute oder sogar optimale Leistungen zu bringen. Sich selbst und andere zu fordern und herauszufordern ist ein natürliches Bedürfnis des Menschen, und davon bekommt man keinen Herzinfarkt. Übermotivation führt jedoch früher oder später immer zum Burn-out, bei sich selbst und dem Team, und die Leistungsergebnisse werden entsprechend schlecht.

An den körperlichen und seelischen Warnsignalen für psycho-vegetative Erschöpfungszustände (siehe das Kapitel über

Der Spannungsbogen

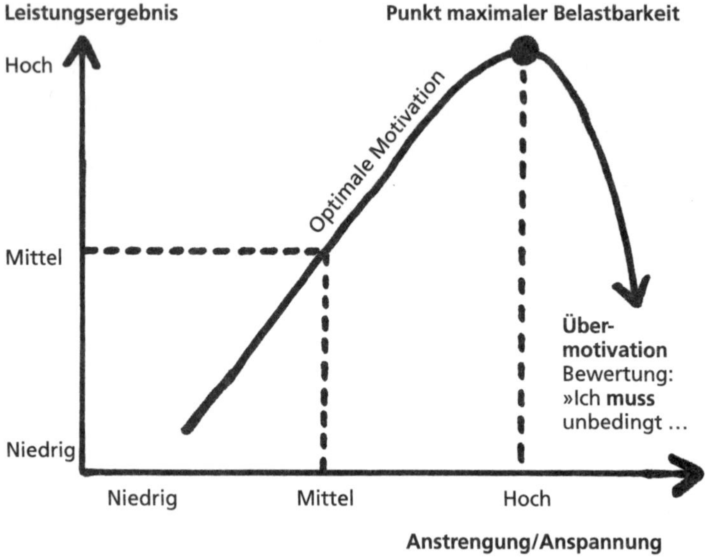

die Stresstreppe) kann man erkennen, wann man seine Grenze der maximalen Belastbarkeit erreicht hat.

»Herz-Menschen« sind sehr bewegte, das heißt äußerst motivierte Menschen. Anhaltende Phasen von Demotivation auf der einen und Übermotivation auf der anderen Seite stellen ein psychologisches Risiko für einen Herzinfarkt dar. Um in unserer Gesellschaft, die auf dauerhafte Hochleistung ausgerichtet ist, sein Risiko für einen Herzinfarkt zu minimieren, sollte man ein Gefühl für seine optimale Motivation entwickeln. Optimale Motivation bedeutet, dass man in Leistungssituationen seinen individuellen Spannungsbogen so weit spannt, dass man seine Ziele mit Spannkraft, das heißt durchaus mit einer gewissen Beharrlichkeit und Konsequenz verfolgen kann. Dabei darf man sich auch gern mal über ein Mittelmaß hinaus anstrengen. Um in besonderen Anforderungssituationen Erfolg zu haben, ist es sogar gut, an manche Situationen mit Hochspannung heranzugehen.

Wenn sich aber die Einstellung verfestigt, dass man nur unter dauerhafter Hochspannung auch dauerhaft den besten Erfolg haben kann, hat man seinen Spannungsbogen überspannt. Für die Alltagsroutine sollten mittlere Spannungswerte ausreichen. Und jeder kennt den scheinbar paradoxen Effekt, dass wir etwas mit sehr wenig Spannung angegangen sind und trotzdem oder gerade deshalb eine hervorragende Leistung erzielt haben. Alles eine Frage der Konzentration.

Damit Sie den Bereich der für Sie optimalen Motivation erkennen können und Ihren Leistungsbogen nicht überspannen, gehört zum mentalen Training immer auch die Überprüfung der Einstellung, mit der Sie an Leistungs- und Anforderungssituationen herangehen.

- Mit wie viel Spannung lässt sich diese Situation optimal bewältigen?
- Wie viel Anspannung ist mir diese Situation wert?

Die innere Stressregulation

Welche äußeren Stressoren auch immer auf uns einwirken, mentales Training verbessert die innere Stressregulation und hilft somit das psychische Immunsystem zu stärken. Auf diese Weise wird man mit größerer Erfahrung im mentalen Training zunehmend erleben, dass man selbst die Prozesse seines Bewusstseins in eine positive oder in eine negative Richtung lenken kann. Und dies wird dann ganz konkrete Auswirkungen darauf haben, ob wir unsere Reaktionen und Handlungen in eine positive oder negative Richtung lenken.

In dem Moment, wo wir im mentalen Kontakt mit negativem Stress stehen und all unsere Aufmerksamkeit und Konzentration sich auf einseitiges und negatives Stresserleben fokussieren, wird das Gefühl, dass sich unsere Lebensperspektive verengt, bis es auch dem Herzen zu eng wird, immer stärker. Wir entzünden uns an all den Aufregungen und Erregtheiten dieser Welt, bis sich auch das Herz entzündet. In diesem Zustand verbrauchen wir einen Großteil unserer psychischen und physischen Energie, um gegen das negative Stresserleben anzukämpfen.

Wenn wir im mentalen Kontakt mit unseren positiven Visionen und positiven Zielen bleiben, können wir mit jedem Herzschlag, jedem Atemzug und jedem Gedanken den Impuls der positiven Lebensenergie in uns fühlen. Auch in schwierigen Lebenssituationen und angesichts momentan noch nicht gelöster Probleme können wir dann in Kontakt mit den Möglichkeiten des strategischen Problemlösens bleiben und erhöhen dadurch die Wahrscheinlichkeit, neue Perspektiven erkennen und neue Lösungsansätze finden zu können.

Die innere Stressregulation

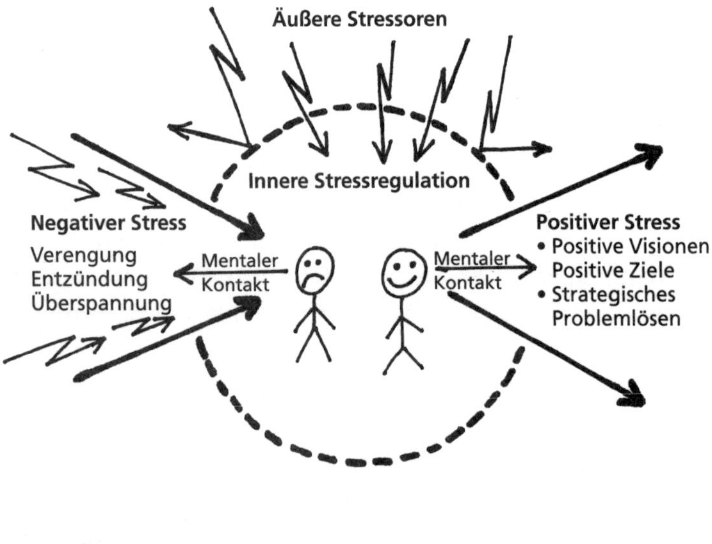

Praktische Anleitung zum mentalen Training

Regelmäßiges Üben der Techniken des mentalen Trainings hilft, sich inmitten der Anforderungen und Herausforderungen des Alltags ein Gefühl für den eigenen Lebensrhythmus und die eigene Balance zu bewahren. In Stresssituationen, bei hoher Aufgabenbelastung, Zeit- und Termindruck bedeutet mentales Training, über Strategien zu verfügen, die verhindern, dass aus dem äußeren Druck ein innerer wird. Man kann mit mentalem Training natürlich auch ein besonders gutes Leistungsvermögen erzielen oder das Erreichen positiver Ziele und die Verwirklichung seiner Visionen vorbereiten.

Die drei Schritte des mentalen Trainings

Schritt 1: Konzentration nach innen: Atementspannung, Entspannungsübung

Mentales Training beinhaltet, die Konzentration auf sich selbst zu lenken. Es findet eine Umkehrung der Fokussierung von Aufmerksamkeit statt: weg von Außen-, Umwelt- oder auch Stressreizen, hin zum eigenen, inneren Erleben. Nur so können wir die Erfahrung machen, dass wir selbst die Prozesse unseres Bewusstseins in eine positive Richtung lenken können.

Zunächst einmal ist es wichtig, mit Hilfe der Übungen zur Atementspannung und des mentalen Entspannungstrainings (siehe Kapitel zum Entspannungstraining) in einen angenehmen Zustand körperlicher Entspannung zu finden. Ist der Körper entspannt, reduziert sich die geistige An- oder Überspannung wie von selbst und mentale Blockaden lösen sich. Im Zustand der Entspannung können kreative Problemlösungen aus den »tieferen« Ebenen des Bewusstseins »aufsteigen«, die durch bewusstes oder rationales Denken allein nicht erzielbar wären. Wir erhalten Botschaften aus dem »Unterbewusstsein«, aus dem Limbischen System, dem Zentrum unserer emotionalen Intelligenz.

Schritt 2: Visualisierung

Vielleicht kennen Sie folgende Situation. Ihnen ist bei der Arbeit ein dummer Fehler unterlaufen, über den Sie sich selbst am meisten ärgern. Keine dramatische Sache, aber etwas, von dem Sie wissen, dass es unangenehm auffallen wird. Parallel zum Gefühl der Beunruhigung beginnt ein Film in Ihrem Kopf abzulaufen, der Ihnen all die negativen Konsequenzen, die dieser Fehler nach sich ziehen wird, vor Augen führt. Sie sehen es schon vor sich, wie man heimlich über Sie lachen wird, wie Sie zum Chef zitiert werden, der Ihnen natürlich kündigen wird. Sie werden arbeitslos, Ihre Frau lässt sich von Ihnen scheiden, Sie verlieren Ihr schönes Haus, und die Kinder enden als Drogensüchtige im Bahnhofsviertel.

Zum Glück laufen in unserem »Gedankenkino« aber auch genügend positive Filme. Man sieht sich selbst, wie man mit seinem nächsten Projekt großen Erfolg hat, sieht, wie man diesen Erfolg auf der nächsten Sitzung präsentieren kann, danach kommt der Chef, um persönlich seine Anerkennung auszusprechen, und lädt Sie zum Essen ein, damit man sich mal in Ruhe über die weitere Zukunft im Unternehmen unterhalten kann.

Unser Gehirn arbeitet assoziativ! Das heißt, die Verarbeitung von Umweltreizen findet immer gleichzeitig und parallel auf unterschiedlichen »Ebenen« des Bewusstseins statt. Präziser muss man diese eigentlich als unterschiedliche »Lokalisationen« des Bewusstseins bezeichnen, denn je nachdem, welcher Teil unseres Verstandes aktiver ist – der analytisch-rationale oder der bildhaft-emotionale –, sind unterschiedliche Areale im Gehirn aktiv beziehungsweise werden unterschiedlich stark »elektrisch« stimuliert. Neben dem analytischen, faktischen oder auch rationalen Verstand verfügt jeder Mensch auch über ein ausgeprägtes bildhaftes Bewusstsein. Es gibt nur wenige Menschen, die auf dieser Ebene sehr gering oder gar nicht »ansprechbar« sind. Etwa 10 Prozent der Menschen können nicht gut mit inneren Bildern arbeiten, die übrigen 90 Prozent vermögen sich gut darauf einzulassen.

Nachts, wenn wir träumen, ist dieser Teil des Bewusstseins aktiver, tagsüber der analytische oder rationale Teil. Durch die Arbeit mit inneren Bildern können wir den analytischen oder faktischen Teil des Verstandes beeinflussen. Allein durch die Konzentration auf innere Bilder kann der Ausgang realer Handlungen im Alltag beeinflusst und in eine positive, aber auch in eine negative Richtung gelenkt werden. Gerade weil das bildhafte Bewusstsein eine enorme Kraft in der Psyche entfalten kann, ist es wichtig darauf zu achten, dass man sich nicht von negativen Vorbildern leiten lässt, da negative Visionen in der Psyche eine schädliche und letztendlich destruktive Eigendynamik entfalten.

Eine positive Vorstellung ist ein Bild, das ich auf meinem Weg durch den Alltag vor mich stelle, das mich leitet und dadurch konkrete Taten, Reaktionen und Verhaltensweisen in Richtung dieser bildhaften Vorstellung unterstützt So können wir uns positiven Zielen schrittweise nähern und positive Visionen Wirklichkeit werden lassen.

Visualisierung bedeutet, sich selbst mit einer bildhaften Vorstellung auf eine Situation vorzubereiten.

Man lässt die Situation, auf die man sich mental vorbereiten will, wie einen inneren Film ablaufen. Dabei stellt man sich vor, wie diese Situation aussieht, wenn es wirklich sehr gut läuft, wie man die Situation optimal, mit dem richtigen Maß an Spannung bewältigt oder wie man einen positiven Erfolg in dieser Situation verzeichnet.

Vision ist die substantivierte Form des lateinischen Verbs »videre«, »sehen«. Vision als Substantiv lässt sich in zwei Richtungen übersetzen: das »zu Sehende« oder das, »was in Erscheinung tritt«. Interessanterweise ist also im Wort Vision ein aktiver und ein passiver Sinn enthalten. Und genauso funktioniert die Visualisierung. Wir können in dieser besonderen Form der »passiven Konzentration« Bilder entstehen lassen und sie in eine bestimmte Richtung lenken, aber die Bilder können sich auch wie von selbst formen. Diese Bilder aus den »tieferen« Schichten unseres Bewusstseins enthalten meist wichtige Botschaften. Man kann die Visualisierung auch als eine konzentrierte und systematische Tagträumerei bezeichnen.

Schritt 3: Mentale Formelsätze – Positive Autosuggestion

Positive Selbstsuggestionen wirken »unbewusst«, das heißt, sie entwickeln aus dem Unterbewusstsein heraus eine Kraft und Eigendynamik, die unsere Reaktionen und Handlungen in genau die Richtung lenken, die wir uns bei der Visualisierung vorgestellt haben. Je kürzer und präziser die mentalen Formeln sind, die Sie in Ihre Visualisierung einfließen lassen, desto stärker können diese im Unterbewusstsein wirksam werden.

Beispiele mentaler Formeln

- »Spannung loslassen.«
- »Ich bin ruhig und entspannt.«
- »Mein Geist ist ruhig und klar.«
- »Mit Ruhe und Kraft.«
- »Mit Ruhe und Konzentration.«
- »Ich gehe meinen Weg, ich schaffe das …«
- »Schritt für Schritt …«

Weitere Beispiele für mentale Formeln finden Sie bei den unten beschriebenen Anwendungsbeispielen für mentales Training.

Sie können sich aber auch Ihre eigene mentale Formel basteln, bei der Sie Ruhe, Kraft und Stärke sowie eine positive Grundstimmung empfinden.

Äußere Form des Trainings

Der innere Ablauf des mentalen Trainings erfolgt in den beschriebenen drei Schritten der Konzentration nach innen: Atementspannung, Entspannungsübung, Visualisierung, mentale Formelsätze – positive Autosuggestion.

In welcher äußeren Form oder Gestaltung Sie das Training durchführen oder wie viel Zeit Sie darin investieren möchten, bleibt Ihnen selbst überlassen. Man kann seine Übungen sehr flexibel in den Alltag einbauen. Auch eine geistige Vorbereitung, für die man sich in stiller Konzentration nur eine Minute Zeit nimmt, wird einem helfen, die bevorstehende Alltagssituation besser zu bewältigen.

So können Sie sich morgens beim Zähneputzen oder auf der Fahrt zur Arbeit mental auf den Tag vorbereiten. Sie können sich während des Tages einfach mal für einen Moment im Bürostuhl zurücklehnen, eine Atementspannungsübung machen, um neue Kraft zu schöpfen und sich auf die nächsten Aufgaben einzustimmen.

Bevor Sie eine wichtige Besprechung oder eine wichtige Präsentation haben, sollten Sie sich etwas Zeit nehmen, um sich darauf vorzubereiten. Wenn Sie akuten Stress erlebt haben und erregt sind, nehmen Sie sich eine Aus-Zeit und machen Sie eine Entspannungsübung, um den physischen und den mentalen Erregungspegel wieder zurückzufahren. Wenn Sie sich für die Übungen an einen ruhigen Ort begeben, um dort für fünf oder zehn Minuten Ihr mentales Training durchzuführen, wird es besonders ergiebig sein. Doch egal in welcher Form Sie üben, bei regelmäßigem mentalem Training werden Sie die positiven Auswirkungen im Alltag bald selbst erleben.

Themenbezogene Anwendungsbeispiele

Mentales Training zur Vorbereitung auf alltägliche Anforderungen

Am Anfang eines Tages, bevor Sie die ersten »Amtshandlungen« begehen, bevor Sie beispielsweise den PC einschalten, um Ihre E-Mails abzurufen, bevor Sie Ihr erstes Telefonat führen oder in die Frühbesprechung gehen, nehmen Sie sich noch einen Moment Zeit für sich selbst. So können Sie in dieser besonderen Art von Konzentration Ihr Unterbewusstsein auf den Tag und die bevorstehenden Aufgaben vorbereiten.

Nehmen Sie sich erst einmal Zeit zum Atmen, machen Sie eine Atementspannungsübung, bis Sie spüren, dass der Atem in seinen eigenen ruhigen und natürlichen Rhythmus findet. Finden Sie heraus, wie sich Ihr Körper in diesem Moment anfühlt und ob Sie irgendwo Anspannung oder Verspannung wahrnehmen. Allein durch das tiefe, ruhige und gleichmäßige Atmen können Sie fühlen, wie sich Anspannung oder Verspannung im Körper von selbst wieder lockert und löst.

Nun visualisieren Sie den Tag, der vor Ihnen liegt. Stellen Sie sich vor, Sie sind Regisseur und drehen Ihren »Film des Tages«, das Motto des Film soll sein: »Mein optimaler Tag«. Der Regisseur bereitet sich gedanklich auf die einzelnen Szenen, die er heute abdrehen will, vor. So gehen Sie in Gedanken Schritt für Schritt Ihren Tagesablauf durch, wandeln Sie durch die einzelnen Szenen. Wie soll dieser Tag aussehen, damit er für Sie wirklich optimal verläuft? Womit können Sie sich am Ende dieses Tages belohnen?

In die Atementspannung und die Visualisierung lassen Sie dann als dritten Übungsschritt mentale Formeln einfließen wie beispielsweise folgende:

- »Mit Ruhe und Kraft (gehe ich durch den Tag ...)«

- »Mit Freude und Kraft (werde ich diesen Tag meistern ...)«
- »Schritt für Schritt (gehe ich durch den Tag ...)«
- »Ich konzentriere mich auf das, was heute anliegt, und das mache ich gut.«

Mentales Training zur Vorbereitung auf neue Aufgaben und besondere Herausforderungen

Wenn wir im beruflichen oder privaten Alltag mit Veränderungen oder neuen Anforderungen konfrontiert werden, die von der bisherigen Routine abweichen, ist die Gefahr groß, dass wir nervös, gereizt oder ängstlich reagieren. Besonders natürlich dann, wenn Sie den Eindruck haben, ohnehin schon an der Grenze Ihrer Belastbarkeit zu sein. Stellen Sie sich doch einmal vor, Ihr Leben wäre wie eine interessante, abenteuerliche Wanderung. Bisher waren Sie vielleicht ein guter Wanderer im Mittelgebirge und nun lädt man Sie auf eine Wanderung ins Hochgebirge, ein. Eine neue und spannende Herausforderung. Das funktioniert natürlich nicht mehr, wenn jemand von Ihnen verlangt, die Eiger-Nordwand zu durchsteigen.

Bevor Sie mit der neuen Aufgabe beginnen, nehmen Sie sich einen kleinen Moment Zeit für eine Entspannungsübung. Dies verhindert, dass Sie angesichts der neuen Situation in die Überspannung laufen.

Dann visualisieren Sie die neuen Aufgaben und Herausforderungen, die vor Ihnen liegen. Sehen Sie sich selbst in den Situationen, um die es geht, und wie Sie sie mit Engagement und optimaler Motivation meistern.

Dann lassen Sie mentale Formeln wie die folgenden einfließen:

- »Mit Ruhe und Kraft (werde ich die Aufgaben bewältigen ...)«
- »Mit Kraft und Konzentration (gehe ich die neue Aufgabe an ...)«

- »Ich gebe mein Bestes – ich schaffe das.«
- »Ich wachse mit meinen Aufgaben.«
- »Ich freue mich auf neue Herausforderungen.«

Mentales Training bei hoher Arbeitsanforderung und akutem, gesteigertem Stress

Wie gut man seinen beruflichen oder privaten Alltag auch strukturiert, plant und organisiert, es wird immer Lebensphasen geben, in denen man stärker gefordert und damit auch belastet ist als in anderen, Phasen, in denen mehr Aufgaben zu erledigen sind als die tägliche Routine. Wenn dann noch unerwarteter Stress dazu kommt, wenn wir plötzlich mit Problemen konfrontiert werden, für die wir im Moment keine Lösung sehen, oder wenn es Ärger und Streit gibt, dann ist es besonderes wichtig, über die richtigen mentalen Strategien zu verfügen, damit äußerer Druck nicht zu innerem wird.

Gerade dann, wenn man so richtig unter Spannung und Druck steht, ist es gut, sich daran zu erinnern, dass nur wir selbst es sind, die unsere alten und »eingeschliffenen« Reaktionsmuster im Stress verändern können, und dass uns dafür vor der Reaktion immer ein Herzschlag, ein Atemzug, ein Gedanke Zeit bleibt.

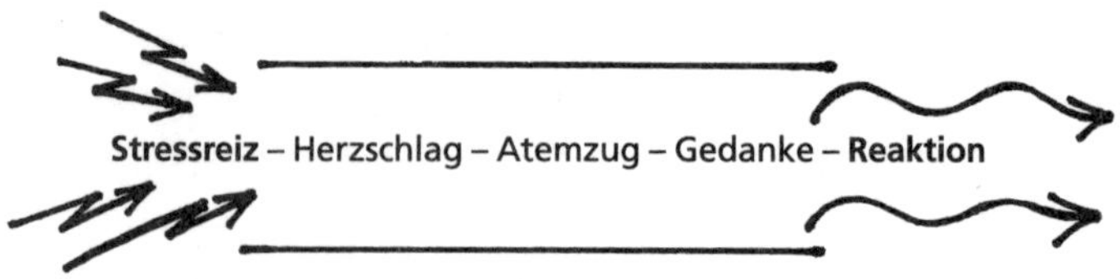

Um die Stresskette unterbrechen zu können, ist es wichtig, dass man sich einen Moment Zeit nimmt, um innezuhalten und zu atmen. Machen Sie eine Übung zur Atementspannung und warten Sie, bis Ihr Atem von allein wieder in seinen eigenen, ruhigen und natürlichen Rhythmus findet. Nehmen Sie Ihren Körper wahr, kommen Sie wieder in Kontakt mit sich selbst. Wenn Sie irgendwo Anspannung oder Verspannung wahrnehmen, versuchen Sie diese Spannungen loszulassen. Durch die Atementspannung können Sie fühlen, wie sich Ihr Körper nach einer Weile wie von selbst wieder lockert und löst.

Die Beruhigung der Atmung und das Lösen körperlicher Spannungszustände helfen, die innere Balance wiederzufinden und zu bewahren.

»Mein Atem fließt tief, ruhig und gleichmäßig.«

»Mein Körper ist angenehm locker, gelöst und entspannt.«

»Mein Geist ist ruhig und klar.«

Visualisieren Sie nun die Aufgaben, die es noch zu erledigen gilt, die Belastungen oder die Probleme, die noch vor Ihnen liegen. Ausgehend von dem Gefühl der inneren Ruhe, das Sie im Moment der Entspannung gefunden haben, visualisieren Sie, wie Sie die Aufgaben mit Ruhe und Konzentration erledigen und die anstehenden Probleme schrittweise und erfolgreich lösen.

Wichtig bei dieser Visualisierung zur Stressreduktion ist, dass Sie nicht nur den momentanen Stress sehen, sondern zugleich eine Vorstellung davon entwickeln, wie es aussieht, wenn der Stress vorüber ist.

Stress ist mental besser zu ertragen, wenn man weiß, dass er auch ein Ende hat.

Wie sieht Ihr Leben aus, wenn die momentane Belastung vorüber ist und Sie wieder ruhigere Gewässer erreicht haben?

Worauf können Sie sich freuen, wenn der momentane Stress vorüber ist?

Was tut Ihnen gut, womit können Sie sich belohnen?

Wobei können Sie die Kräfte wieder auftanken?

Gerade bei akutem Stress ist es wichtig, seine Aufmerksamkeit nicht nur auf die momentanen Belastungen zu fokussieren, sondern gleichzeitig auf positive Lebenssituationen. Dadurch verhindern Sie, dass Sie sich mental im Stress »festsaugen« (negativer Gedankenzirkel!), und bleiben mit Ihren Potenzialen, Stärken und Fähigkeiten in Verbindung. Mentales Training bedeutet nicht, »krampfhaft positiv« gegen den Stress anzudenken, heißt aber sehr wohl, gerade im Stress den Kontakt zu seinen positiven Ressourcen und seinen positiven Zielen nicht zu verlieren.

Gebrauchen Sie eine der folgenden mentalen Formeln:

- »Ärger und Probleme sind unwichtig – die Spannung loszulassen ist wichtig.«
- »Druck und Stress sind unwichtig – die Ruhe liegt in dir.«
- »Mit Ruhe und Konzentration (werde ich die Aufgaben erledigen ...).«
- »Schritt für Schritt (werde ich die Probleme lösen ...).«

»Paradoxe« Formeln

Besonders wirksam sind auch mentale Formelsätze, die zunächst einmal paradox klingen. Aber gerade diese scheinbar paradoxen Formeln unterstützen uns auf einer »tieferen« Ebene des Bewusstseins besonders gut dabei, in Phasen erhöhten Stresserlebens die eigene Selbstwirksamkeit nicht zu verlieren.

Man bezeichnet sie auch als »Je ..., desto ...«-Formeln.

- »Je größer der Druck ist, desto ruhiger und konzentrierter werde ich.«
- »Je mehr Stress ich mir machen will, umso ruhiger lasse ich es angehen.«
- »Je mehr Druck mir jemand machen will, desto entspannter werde ich.«
- »Je größer die Aufregung ist, desto größer wird die Ruhe in mir.«

Mentales Training bei Zeitstress, Termindruck, Hetze

Permanenter Zeitstress, häufiger Termindruck und ständige Hetze gehören zu den größten psychischen Risikofaktoren für einen Herzinfarkt.

Überall dort, wo Menschen in unserer rationalen und zeit effizienten Arbeitswelt in ein allzu enges »Zeitkorsett« eingeschnürt werden, wo Takt und Frequenz zum alleinigen Maß zur Beurteilung der Qualität von Arbeit geworden sind, besteht die Gefahr, dass ein solch enges »Zeitkorsett« auch das Herz abschnürt. Man verliert das Gefühl für den eigenen Lebensrhythmus, für seinen eigenen Rhythmus in der Zeit.

Über die Atementspannung nehmen Sie sich erst einmal eine Auszeit.

Lehnen Sie sich zurück, achten Sie darauf, dass der Atem sich beruhigt und von selbst wieder in seinen natürlichen Rhythmus finden kann. Lassen Sie sich dabei so viel Zeit, bis Sie spüren, dass die Anspannung in den Muskeln nachlässt und der Körper sich lockert und löst. So kann sich eine schon körperlich gewordene »Zeitverkrampfung« wieder auflösen.

»Der Atem fließt tief, ruhig und gleichmäßig.«

»Im ruhigen Rhythmus meiner Atmung spüre ich mich und meine Zeit.«

»Mein Körper ist angenehm locker, gelöst und entspannt.«

Mit diesem Gefühl innerer Ruhe und dem eigenen Rhythmus visualisieren Sie nun den Weg, der noch vor Ihnen liegt. Egal ob es sich dabei um den Ablauf des Tages oder einer Woche handelt, ob Sie sich auf noch anstehende Arbeiten, Aufgaben oder Projekte vorbereiten: Visualisieren Sie, wie Sie Ihren Weg ruhigen Herzens gehen, in Ihrem eigenen Rhythmus, in Ihrer eigenen Zeit.

Gebrauchen Sie eine der folgenden mentalen Formeln:

- »Ich gehe meinen Weg … ruhigen Herzens.«
- »Mit Ruhe und Konzentration … (werde ich die Aufgaben erledigen).«
- »Schritt für Schritt …«
- »In meinem Rhythmus … in meiner Zeit …«

Oder eine der scheinbar paradoxen Formeln, denn auch bei Zeitstress sind sie besonders wirksam:

- »Je größer der Zeitdruck …, desto ruhiger und konzentrierter werde ich.«
- »Je mehr Zeitdruck ich mir mache …, desto ruhiger lasse ich es angehen.«
- »Je mehr Zeitdruck jemand auf mich ausüben will …, desto weniger lasse ich mich unter Zeitdruck setzen.«

Mentales Training bei Veränderungsprozessen und Krisen

Jeden Tag können wir von großen und »umwälzenden« Veränderungen in unseren sozialen und wirtschaftlichen Systemen lesen. Als berufstätiger Mensch werden Sie regelmäßig mit Reorganisation und Umstrukturierung in Ihrem Unternehmen konfrontiert. Damit sind viele Ängste verbunden. Dabei ist Flexibilität und Wandel an sich nichts Schlechtes, die ganze Evolution beruht schließlich auf diesem Prinzip.

Mentales Training ist wichtig, um für Veränderungen offen zu sein, um neue Chancen erkennen und Wandel aktiv mitgehen und mitgestalten zu können und gleichzeitig sein psychisches Immunsystem gegen eine Schwächung durch negative Visionen zu schützen.

Wenn eine Veränderung, ob beruflicher oder privater Natur, bei Ihnen ansteht, visualisieren Sie diesen Prozess so, wie er für Sie optimal aussehen sollte. Visualisieren Sie die Chancen und Möglichkeiten, die darin liegen, und wie Sie Ihre Potenziale, Stärken und Fähigkeiten in diesem Prozess zur Entfaltung bringen könnten. Versuchen Sie herauszufinden, womit Sie sich in diesen Veränderungsprozessen selbst stabilisieren können, was Ihnen gut tut und wo Sie mit sich und der Welt im Einklang sind. Was wird, was soll sich verändern in Ihrem Leben und was erleben Sie als »Kernbereiche«, die Sie nicht verändern wollen?

Gebrauchen Sie eine der mentalen Formeln:

- »Jede Krise ist auch eine Chance zum Wandel.«
- »Wo Altes stirbt, kann Neues wachsen.«
- »Nur wenn ich Altes loslassen kann, habe ich die Hände frei, um Neues anzupacken.«

Mentales Training zur Vorbereitung auf besondere Leistungen, positive Ziele und positive Visionen

Man kann sich mit mentalen Übungen natürlich auch auf die Erreichung seiner positiven Ziele, auf Spitzenleistungen vorbereiten. So immunisiert man sich mit mentalem Training gegen Demotivation und verhindert gleichzeitig Übermotivation.

Vor einem entscheidenden Hundertmeterlauf visualisieren erfolgreiche Sportler, wie sie diesen Lauf in absoluter Präzision und mit optimalem Ergebnis absolvieren. Wenn man mit Sportlern mentales Training zur Wettkampfvorbereitung macht, dann tauchen dabei häufig Bilder auf, wie sie »durch ihren Lauf fliegen« oder so schnell sind, als könnten sie »über Wasser laufen«. Mit solchen Bildern von der Leichtigkeit des Seins kann man sich auch auf berufliche oder private Ziele vorbereiten.

Wenn Sie beispielsweise ein Haus kaufen oder bauen, sollten Sie mit dem Traum von Ihrem Haus beginnen. Wie sieht Ihr Traumhaus genau aus, wo liegt es, wie sieht der Garten aus und wie sehen Sie sich selbst in diesem Haus, mit Ihrer Familie, leben?

Später, in der Bau- oder Umbauphase, sollten Sie dann darauf achten, dass Sie mit diesen positiven Bildern in Kontakt bleiben. So wird man von seinen positiven Visionen geleitet, was verhindert, dass man sich in Phasen, in denen »Baustress« auftaucht, im täglichen Kleinkram aufreibt, bis man schließlich die ursprüngliche Freude am Projekt verliert.

Das Prinzip, sich mit mentalem Training von seinen positiven Visionen leiten zu lassen, funktioniert in allen möglichen Lebens- und Leistungssituationen.

Wenn Sie sich auf ein bestimmtes berufliches Ziel vorbereiten, beispielsweise einen wichtigen und großen Auftrag, den Sie gerne bekommen möchten, dann machen Sie eine kleine Entspannungsübung und lassen Sie das Bild in sich aufsteigen, wie es wird, wenn Sie den Auftrag bekommen haben. Stellen Sie sich die Situation, in der ein positiver Abschluss getätigt wird, dabei genau vor. Wie sieht die Situation genau aus, in der Sie merken, jetzt hab ich es geschafft, jetzt ist der Erfolg da? Und wie sind Ihre Gefühle dabei? Wie sieht die Freude aus, wenn Sie Ihrem Mann oder Ihrer Frau davon erzählen können? Wird sich dadurch in Ihrem Leben etwas verändern, und wie genau sehen diesen Veränderungen aus?

Vielleicht sitzen Sie aber auch am Ende einer anstrengenden Woche am Freitagnachmittag im Büro, Sie haben sich voll ins Zeug gelegt und wissen trotzdem noch nicht, ob aus Ihren Projekten auch ein Erfolg wird. Im Moment sind Sie einfach nur erschöpft und müssen mit den noch offenen Fragen leben.

Bevor Sie in den Feierabend und ins Wochende gehen, sollten Sie sich noch etwas Zeit nehmen, um sich vom Arbeitstag und von der Woche zu verabschieden. Sie machen eine kleine Entspannungsübung und visualisieren all die Situationen, die Ihnen jetzt gut tun. Was gibt es, worauf Sie sich freuen können? Was können Sie tun, um sich zu erholen? Wobei können Sie wieder Kräfte tanken? Was kann man mit der Familie unternehmen, damit man gemeinsam etwas Schönes erlebt?

Auch hier sind es die positiven Bilder, die einem dabei helfen können, den Stress und die Belastungen des Tages oder der Arbeitswoche hinter sich zu lassen und die Psyche zu entspannen.

Auch bei diesen Visualisierungen zur Vorbereitung auf besondere Leistungen, auf positive Ziele und positive Visionen, können Sie zur Unterstützung Ihres Unterbewusstseins mentale Formelsätze einfließen lassen.

Folgendes Fallbeispiel zeigt, wie mentales Training helfen kann. *Ein Klient kam aufgrund von Depressionen nach einem Herzinfarkt zu mir in die Sprechstunde. Da er keine klassischen medizinischen Risikofaktoren aufwies – er war schlank, Nichtraucher und Blutfette und Blutdruck waren auch in Ordnung –, suchte ich mit ihm gemeinsam nach möglichen seelischen Belastungen und chronischem Disstress als Auslöser für seinen Infarkt. Herr XY erlebte sich selbst als depressiv und berichtete, so gut wie keine Freundschaften oder soziale Kontakte zu haben. Am schlimmsten aber war für ihn, dass ihn seine Frau vor zehn Jahren wegen eines anderen Mannes verlassen hatte. Kurze Zeit später war er arbeitslos geworden und damit sank ein kleiner, noch vorhandener Rest an Selbstachtung und Selbstbewusstsein ganz auf null.*

Nach Jahren der Arbeitslosigkeit, verbunden mit finanziellen Problemen, hatte er nach einer Fortbildung durch das Arbeitsamt wieder eine Anstellung gefunden. Doch hier ging sein Martyrium weiter. Er erlebte sich als untergeordneter Sachbearbeiter, fühlte sich unterfordert und vermutete nach einer Weile, dass man ihm ganz gezielt immer nur die einfachsten Aufgaben zukommen ließ und so versuchte, ihn wieder loszuwerden. Er fand keinen Anschluss im Kollegenkreis, fühlte sich ausgegrenzt und gemobbt. So ging er jeden Morgen mit Magenschmerzen zur Arbeit und beobachtete argwöhnisch seine Umwelt. Durch diese misstrauische Grundhaltung verhinderte er natürlich systematisch, dass einer der Kollegen den Kontakt zu ihm suchte, wodurch sich seine Wahrnehmung, dass ihn keiner mochte, immer weiter verfestigen konnte.

Um Angstphantasien von konkreten und realistischen Ängsten zu trennen, untersuchten wir zunächst, ob es einen konkreten und realistischen Anlass zur Sorge um den Arbeitsplatz gab. Dies war nicht der Fall, denn er hatte einen unbefristeten Arbeitsvertrag.

In Kombination mit den Entspannungsübungen entwickelten wir für Herrn XY ein mentales Training, dass ihn darin unterstützte, seine Wahrnehmung und Konzentration am Arbeitsplatz darauf zu lenken, was an Aufgaben und Tätigkeiten konkret anlag, so dass er auch diese einfachen Vorgänge mit Freude und Elan ausführen konnte. Bei einer Sitzung, in der wir eine Visualisierung machten, um positive Visionen zu finden, tauchten Bilder von Bäumen und Wald auf. Durch diesen Wald sah er sich mit einem Hund rennen.

Etwa ein halbes Jahr nach Abschluss der Therapie hatte ich noch eine Sitzung mit Herrn XY und er erzählte, dass es bei der Arbeit jetzt besser lief und dass er morgens ohne Magenschmerzen zur Arbeit fuhr. Viel wichtiger aber war ihm davon zu berichten, dass er sich einen Hund zugelegt hatte. Bei seinen Spaziergängen fühle er sich nun nicht mehr so allein, und er habe durch den Hund auch schon nette Leute kennen gelernt.

»Da geht mir das Herz auf« – Die Kraft positiver Ziele und Visionen

Wenn das Leben
keine VISION hat,
nach der man sich sehnt,
die man verwirklichen möchte,
dann gibt es auch kein Motiv,
sich anzustrengen.
TRÄUME
geben dem Leben
Richtung und Sinn.
Ohne sie wäre das Leben
nur stumpfsinnige Plackerei.
Erich Fromm
Psychoanalytiker

Obwohl ich mit diesem Ratgeber psychologische Strategien zum Schutz und zur Heilung des Herzens aufzeige, so möchte ich an dieser Stelle auch die politische Dimension von Herzkrankheiten beleuchten. Das Phänomen Krankheit und Gesundheit sollte man nie nur als das individuelle Problem des betroffenen Menschen sehen, sondern berücksichtigen, in welchem kulturellen und sozialen Rahmen er sich bewegt.

Ein Kind in Afrika verhungert nicht, weil es die falsche Einstellung zum Essen hat oder ihm die Vision von Essen fehlt, sondern weil in seinem Land aufgrund von Krieg und Dürre keine Nahrungsmittel vorhanden sind. Ein Mensch, der in einem Slum in Indien lebt, stirbt nicht deshalb an einer bakteriellen Infektion, weil ihm die Vision von klarem Wasser fehlt, sondern weil er keinen Zugang dazu hat.

Der Anstieg der Herzkrankheiten in den Industrienationen drückt nicht nur ein Lebensproblem des einzelnen Patienten aus, sondern wird gleichzeitig zum Spiegel einer gesellschaftlichen Krise der Gegenwart.

Lieblosigkeit und ein wenig respektvoller Umgang der Menschen miteinander sind gesellschaftliche Faktoren, die das Herz mit Sicherheit genauso belasten wie ein zu hoher Cholesterinwert.

Blendet man den politischen, sozialen und kulturellen Kontext, in dem Gesundheit und Krankheit entstehen, aus, dann besteht bei der Vermittlung psychologischer Strategien die Gefahr, dass man ein Problem auf psychische Ursachen des Einzelnen zurückführt, obwohl die Ursache vielleicht auf einer ganz anderen Ebene liegt.

Politische und gesellschaftliche Einflüsse

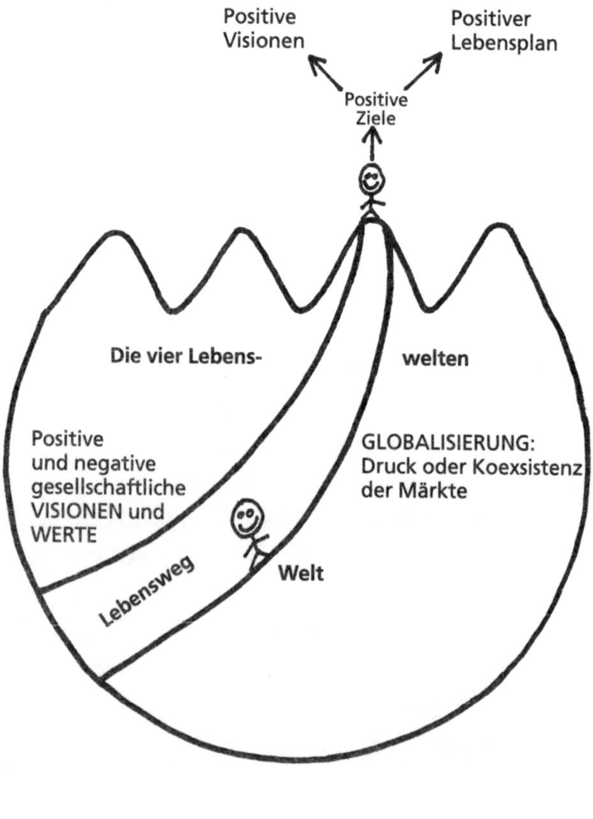

Die politische Dimension des Herzinfarkts

Hinter allem, was man tut, steht der mehr oder weniger bewusste Versuch, einen positiven Lebensplan zu verwirklichen. Jeder Mensch hat eine Vorstellung davon, wie sein Leben aussehen soll, damit es ihm gut geht, und was er dafür braucht. Meistens sind es ziemlich ähnliche Dinge, die uns Menschen dabei bewegen. Eine Arbeit zu haben, die einen befriedigt oder auf die man sogar stolz sein kann, einen Partner, mit dem das Leben Spaß macht, ein Haus, idealerweise mit etwas Natur drumherum, eine gute Ausbildung für die Kinder und Zeit, um ein paar Hobbys zu pflegen.

Nun gibt es Lebensphasen, in denen man den eigenen Lebensplan nicht mehr erkennen kann und das Gefühl hat, dass jetzt eine gute Karte hilfreich wäre, um sich neu orientieren und den eigenen Weg wieder klarer sehen zu können. Aber ob einem der eigene Lebensplan im Moment sehr klar und präsent erscheint oder nicht: All die Anstrengungen, die wir unternehmen, um im Alltag zu bestehen, alles, was uns dazu motiviert, immer wieder an den Start zu gehen und unser Bestes zu geben, sind der Versuch, dem Leben eine möglichst optimale Gestaltungsform zu geben, die eigenen Vorstellungen von einem positiven Leben zu verwirklichen oder dem möglichst nahe zu kommen.

Deshalb ist es gut und wichtig, sich in den vier Lebenswelten, in denen wir uns bewegen, immer wieder über seine positiven Ziele und das Lebenskonzept, das man damit verbindet, klar zu werden. Und es ist wichtig, mit seinem Partner und seiner Familie darüber zu sprechen.

Die Übungen und Strategien, die ich Ihnen in diesem Kapitel aufzeige, dienen dazu, mit seinen positiven Zielen und seinen positiven Visionen in Kontakt zu kommen und zu bleiben.

Das öffnet und weitet das Herz!

Auf diese Weise lässt man sich auf seinem Lebensweg nicht mehr so leicht verwirren und von dem abbringen, was man im Leben erreichen möchte.

Doch auf unserem Weg sind wir sehr realen und zum Teil sehr massiven sozialen und wirtschaftlichen Einflüssen ausgesetzt. Wir werden mit Problemen konfrontiert, stoßen beim Versuch, unsere Pläne zu verwirklichen und positive Ziele zu erreichen, auf Schwierigkeiten und Widerstände, die es zunächst unmöglich erscheinen lassen, Visionen tatsächlich Wirklichkeit werden zu lassen.

Einer der größten gesellschaftlichen Risikofaktoren für einen Herzinfarkt liegt in der Angst vor Arbeitslosigkeit. Die wenigsten Menschen werden arbeitslos, weil sie nicht engagiert sind oder keine klaren Ziele haben, sondern weil ihr Betrieb geschlossen wird oder ihre Abteilung nach einer Fusionierung wegrationalisiert wurde. Wenn mit Arbeitslosigkeit eine Gefährdung der existenziellen, sozialen und finanziellen Sicherheit verbunden ist, dann potenziert sich dieser Risikofaktor sogar noch erheblich. Fühlt sich jemand von Arbeitslosigkeit bedroht, so besteht die Gefahr, dass er dadurch gleichzeitig die Verbindung zu seinen positiven Lebenszielen und Visionen verliert.

Leider lässt sich in den Unternehmen immer wieder Folgendes beobachten und vielleicht haben auch Sie schon leidvoll Erfahrung damit machen müssen: In dem Moment, wo der Druck von außen auf ein Unternehmen größer wird, wird auch die Konkurrenz innerhalb des Unternehmens größer und der Umgangston wird rauer. Mitarbeiter werden nicht mehr als Menschen, sondern nur noch als betriebswirtschaftlicher Kostenfaktor gesehen. Dann geht in den Betrieben die Angst um, sie schleicht durch die Flure der Abteilungen, in jedes Büro, an jeden Schreibtisch, hinter dem ein Mitarbeiter sich die Frage stellen muss: Werde ich mit der nächsten Rationalisierungswelle über Bord gespült?

Die Angst klopft an, wenn Mitarbeiter über ihre Mailbox zum

Gespräch mit ihrem Vorgesetzten zitiert werden, ohne dass sie einen Grund dafür erkennen können. Und wenn diese Gespräche nicht mehr als Gespräche unter Partnern, sondern in einer so kalten und menschenunwürdigen Atmosphäre geführt werden, dass man sie nur noch als Mitarbeiterverhöre bezeichnen kann.

Die Folge solch einer systematischen Demotivation ist ein kaltes Betriebsklima und die drastische Zunahme an inneren Kündigungen. Stellen Sie sich doch einmal vor, Sie wären Fußballtrainer und sollten mit einer Mannschaft die Weltmeisterschaft gewinnen, bei der ein großer Teil der Spieler maximal demotiviert und ausgebrannt an den Start gehen, mit ihren Gedanken nicht mehr auf dem Spielfeld sind, sondern immer nur hoffen, dass die 90 Minuten, die sie dem Ball hinterherrennen müssen, bald vorüber sind.

Deshalb brauchen Unternehmen Mitarbeitermotivation durch Wertschätzung und Respekt, Anerkennung für geleistete Arbeit und Transparenz in der Kommunikation!

Für Führungskräfte gilt: Leading by VISION or leading by FEAR?

In der drastischen Zunahme der Herzkrankheiten drückt sich daher nicht nur die Über-Spannung der davon betroffenen Menschen aus, sondern auch eine gesellschaftliche Über-Spannung.

Sicher gibt es auch in den Industrienationen wirtschaftliche und soziale Probleme. Die Frage ist, wie wir damit umgehen. Genauso wenig, wie es auf der individuellen Ebene dazu kommen darf, dass wir uns durch Probleme vom Impuls der positiven Lebensenergie abgeschnitten fühlen und letztendlich in die Demotivation, Resignation und Depression verfallen, genauso wenig darf dies auf gesellschaftlicher Ebene geschehen. Jede Gesellschaft und jede Epoche haben ihren ganz eigenen Stress und ihre ganz eigenen Herausforderungen. Um gesellschaftliche Über-Spannung zu reduzieren, wäre es hilfreich, anstatt nur auf tatsächliche oder vermeintliche Krisen zu starren, den Blick darauf auszurichten, wie man positive Visionen als gesellschaftliche Leitbilder etablieren und mit welchen Schritten des konstruktiven Problemlösens man diese Visionen dann Wirklichkeit werden lassen kann.

Im Medienzeitalter werden wir täglich mit Bildern von Krisen und Krieg konfrontiert, und natürlich macht uns das auch Angst. Wir müssten schon eine Gesellschaft kalter Herzen sein, wenn uns das Schicksal der Menschen in den von Krieg, Armut und Hunger betroffenen Regionen nicht tief im Herzen berühren würde. Herz-Weisheit bedeutet auch, sich vom »Herzschlag der Welt« berühren zu lassen, ohne dabei in Resignation zu erstarren, sondern zu schauen, wie sich die komplexen und vernetzten Probleme der Menschheit konstruktiv lösen lassen. Es geht nicht nur um Motivation, Bewegung oder den ungehinderten und freien Fluss der positiven Lebensenergie in unseren eigenen vier Lebenswelten, sondern auch darum, dass positive Lebensenergie auf dem ganzen Planeten gleichmäßig ins Fließen kommt.

So werden die zukünftige Gestaltung der Arbeitswelt und die gerechte Verteilung von Arbeit und Wohlstand das Ergebnis davon sein, welche Visionen sich im Prozess der Globalisierung durchsetzen werden und welchen Ideengebern wir dabei folgen wollen. Die Globalisierung kann sich weiter als Druck der Märkte entwickeln, es können sich aber auch mehr und mehr Modelle von Koexistenz etablieren.

Man kann mit Angst und einem Gefühl von Bedrohung und in der Konsequenz mit Abschottung und Kampf auf die neuen Herausforderungen der Globalisierung reagieren, man kann in den damit verbundenen Wandlungsprozessen aber auch neue Chancen und Möglichkeiten für die Menschheit sehen.

Die gesellschaftlichen und wirtschaftlichen Systeme, die diesen Wandel offenen Herzens aktiv mitgehen und mitgestalten, brauchen keine Angst vor der Zukunft zu haben. Für das Individuum in der Gesellschaft muss ein Klima, eine Kultur von umfassenden humanistischen Werten erkennbar, fühlbar und lebbar sein. Das Zusammenspiel von Mensch, Gesellschaft und Welt ist komplexer, als dass es allein auf ökonomische Werte reduziert werden kann.

Das folgende Fallbeispiel beschreibt, wie die Einstellungen zu Leistungsansprüchen und Leistungserwartungen an sich selbst und an andere totalitär werden können, so dass der äußere Druck der Marktbedingungen unreflektiert direkt auf die eigene Person übertragen und überzogenes Leistungsdenken als oberster Wert verinnerlicht wurde.

Der Klient war Führungskraft in einem weltweit operierenden Unternehmen. Ich möchte ihn zunächst zitieren:

»Bei uns erwartet man von den leitenden Mitarbeitern geradezu, dass sie sich selbst überfordern und ständig an der Grenze der eigenen Belastbarkeit arbeiten. Bei uns sind alle ständig am Limit und jeder arbeitet im Maximalbereich. Aber ich wollte es ja selbst so. Denn wissen Sie, mein Lebensmotto war immer: Wer nicht brennt, kann andere nicht entflammen.«

Er wollte dann allen anderen auch noch stets mit »gutem« Beispiel vorangehen, und wenn die schon am Limit waren, dann ging er eben noch darüber hinaus. Oft wurde »rund um die Uhr« gearbeitet, und zwei, drei Stunden Schlaf im Büro sollten dann ausreichen, um für den nächsten »Großkampftag« wieder fit zu sein.

Dabei litt er schon lange vor seinem Herzinfarkt unter verschiedenen stressbedingten körperlichen Symptomen. Seit Jahren bestand Bluthochdruck, er hatte häufig Schlafstörungen und auch regelmäßig Migräne. Diese Symptome wurden ignoriert und er hat immer versucht, »dagegen anzugehen«. Dadurch, dass er sein Lebensmotto: »Wer nicht brennt, kann andere nicht entflammen«, in dieser einseitigen und verkrampften Haltung auslebte, lief er direkt in den Burn-out hinein.

Wie sah die Problemlösung für ihn aus? Da er durch sein hohes berufliches Engagement immer gut verdient hatte, war er sozial und finanziell sehr gut abgesichert. So überlegte er, dass er sich vorzeitig aus dem Berufsleben verabschieden wollte, und unsere Gespräche dienten dazu, neue Lebensbereiche für ihn aufzubauen, in denen persönliche Sinnfindung außerhalb der Lebenswelt von Beruf, Karriere und Erfolg wachsen konnte.

Natürlich darf man bei den Schilderungen ihres Berufsalltags durch die Klienten nicht vergessen, dass es sich hierbei um die subjektiven Wahrnehmungen dieses einen Menschen handelt. Es lassen sich in ein und demselben Unternehmen Mitarbeiter und auch Führungskräfte finden, die sich und ihr Engagement in der Firma vollkommen anders erleben und beschreiben. Menschen, die auch leistungsmotiviert arbeiten, die sich auch fordern, ohne sich aber ständig zu überfordern. Menschen, bei denen die Lebenswelt von Beruf und Karriere nicht totalitär geworden ist und dann langsam, aber stetig alle anderen Lebensbereiche geschluckt hat. Die nach Phasen vermehrter Anspannung und Mehrbelastung von ihrer Stresstreppe auch wieder herunterkommen, weil sie ihre anderen Lebensbereiche nicht ganz vernachlässigt haben. Die ihre Beziehungen und die Partnerschaft pflegen und die über ausgleichende Freizeitinteressen, Hobbys und Sport wieder zu Wohlspannung finden.

Der positive Lebensplan

Der Weg ist das Ziel –
aber erst die VISION vom Ziel eröffnet den Weg!

In den nun folgenden Abschnitten können Sie sich Ihren persönlichen positiven Lebensplan erstellen. Das bedeutet, dass Sie positive Lebensziele definieren müssen. Träume und positive

Visionen sind dabei wie ein innerer Kompass, sie lenken uns auf einen guten und richtigen Lebensweg.

Damit Visionen nicht zu Utopien werden, muss man allerdings lernen, sie als klare Ziele zu formulieren. Ziele müssen konkret und realistisch sein, damit man sie auch mit guter Kraft, also angepasst an die eigenen Fähigkeiten, Ressourcen und Potenziale erreichen kann. So kann man seine Visionen schrittweise Wirklichkeit werden lassen.

In den obigen Überlegungen zur politischen Dimension des Herzinfarkts ist deutlich geworden, dass wir auf unserem Lebensweg starken Einflüssen von Wirtschaft und Gesellschaft ausgesetzt sind. Diese können förderlich und konstruktiv sein, manchmal aber auch hinderlich und destruktiv, weil diese Kräfte versuchen, uns von unserem Weg abzubringen. Umso wichtiger ist es, sich Gedanken über den eigenen Lebensplan zu machen und sich immer wieder über seine Ziele im Klaren zu werden.

Ohne Plan wird der Versuch, sein Leben gemäß den eigenen Vorstellungen von einem erfüllten und gelungenen Leben zu führen, genauso erfolgreich sein wie in einem unbekannten Gelände ohne Karte zu wandern und dennoch in einer bestimmten Zeit ein bestimmtes Ziel erreichen zu wollen. Ein Leben ohne Vision und ohne klare Ziele wird immer dazu führen, dass man sich vorkommt wie der Ball im großen Spiel des Schicksals; alle treten auf einen ein und irgendwie landet man manchmal auch im Tor. Man wird stets auf glückliche äußere Umstände hoffen, auf guten Wind in den Segeln, den Kurs aber, den bestimmen andere.

Positive Lebensziele

Folgende Kriterien helfen Ihnen dabei, sich Ihren positiven Lebensplan zu erstellen.

Positive Ziele formulieren

Machen Sie sich klar, wie Ihre positiven Ziele in den Lebensbereichen: Gesundheit – Partnerschaft/Beziehungen – Arbeit/Beruf/Karriere – Eigene Person aussehen. Nur dann sind Sie motiviert, sie auch erreichen zu wollen!

Positive Ziele sind die innere Kompassnadel, an der wir uns immer wieder neu ausrichten können.

Dabei kann es hilfreich sein, sich seine Ziele in den vier Lebensfeldern aufzuschreiben (siehe Übung Seite 135).

Nah- und Fernziele

Bei der Formulierung der positiven Ziele muss man zwischen Nah- und Fernzielen unterscheiden.

Fernziele ergeben sich aus unseren Träumen und Visionen. Sie sind wie der »geistige Überbau« des Lebens und führen uns zu dem, was wir mit einem gelungenen und erfüllten Leben verbinden.

Die meisten Nahziele ergeben sich von selbst, wenn man weiß, wie seine Fernziele aussehen. Denn nun entwirft man entsprechende Handlungspläne und überlegt sich, mit welchen konkreten Aktionen man seine Fernziele erreichen kann.

Nahziele sind verbunden mit der Frage:

- »Was motiviert, was bewegt mich heute, in den nächsten Tagen, Wochen und Monaten, was bringt mich nach vorn?«

Entscheidungen treffen – in Freiheit und Verantwortung

Unser Lebensweg gestaltet sich aus der Summe unserer Entscheidungen. In aller Regel sind wir frei, uns für oder gegen etwas zu entscheiden. Das bedeutet aber auch, dass wir bereit sein müssen, die Verantwortung für einmal getroffene Entscheidungen zu übernehmen.

Natürlich ist es oft recht schwierig, sich für die richtigen Ziele zu entscheiden, denn in aller Regel bedeutet die Entscheidung für eine bestimmte Sache gleichzeitig den Ausschluss einer anderen. Aber keine Angst: Selbst wenn man sich mal für ein »falsches« Ziel entschieden hat, sollte man das einfach als Umweg sehen, der sich sehr oft sogar als notwendig und somit auch als hilfreich erweist.

Prioritäten setzen – Konzentration auf das Wesentliche

Um sich für die richtigen Ziele zu entscheiden, das heißt für die, die jemand in Richtung der Verwirklichung seiner positiven Visionen voranbringen, ist es bedeutsam, Prioritäten zu setzen.

Einfache Fragen helfen, Prioritäten zu erkennen:

- »Was ist <u>jetzt</u> wirklich wichtig?«

Um persönliche Prioritäten erkennen zu können, stellt man sich die Frage:

- »Was ist <u>mir</u> wirklich wichtig?«

Prioritäten zu setzen, bedeutet seine Kräfte zu konzentrieren. Dabei ist es kein Problem, wenn sich die Kräfte für einen überschaubaren Zeitraum verstärkt auf die Lebenswelt Arbeit und Beruf konzentrieren, um dort ein bestimmtes Ziel zu erreichen. Das darf nur nicht dazu führen, dass dies zum Dauerzustand wird und die anderen Lebensbereiche »absterben« (bedenken Sie: »Die Stresstreppe zu unterbrechen, bedeutet Daueralarm zu vermeiden«).

Es ist auch wichtig, mit seinem Partner und seiner Familie über die Prioritäten bei der Zielauswahl zu sprechen. Wenn das ganze Team merkt, dass es davon profitiert, wenn ein angestrebtes Ziel erreicht wird, können sich die Teammitglieder gegenseitig unterstützen. Prioritäten zu setzen ist auch ein wichtiger Aspekt beim erfolgreichen Problemlösen.

Selbstwirksamkeit erleben heißt Teilziele erreichen!

Um Selbstwirksamkeit zu erleben, müssen Ziele konkret formuliert werden und mit realistischem Aufwand erreichbar sein. Nichts ist motivierender, als wenn sich nach einer gewissen Zeit der Anstrengung erste Erfolge einstellen.

Folgende Fragen sind hilfreich, die eigene Selbstwirksamkeit einschätzen zu können:

- »Welches meiner Nahziele ist realistisch und scheint mir mit einem gewissen Einsatz, einer gesunden Anstrengung erreichbar?«
- »Welche konkreten Schritte muss ich einleiten, um dieses Ziel zu erreichen?«

Die Kunst, seine Träume und Visionen zu verwirklichen, besteht darin, von diesen erreichbaren Zielen aus seinen »Radius« schrittweise und dosiert zu erweitern, indem man sich neue, wiederum gut erreichbare Ziele steckt.

Dabei ist es hilfreich, die Ressourcen, die einem zur Zielerreichung zur Verfügung stehen, realistisch einschätzen zu können und sich klar darüber zu werden, über welche Fähigkeiten und Kenntnisse man verfügt und wo die Potenziale liegen. Dieser Aspekt spielt beim strategischen Problemlösen eine wichtige Rolle.

Flexible Zielformulierung

Durch die Erfahrungen, die man auf seinem Weg zum Ziel sammelt, oder durch äußere Einflüsse merkt man häufig, dass das Ziel, so wie ursprünglich formuliert, nicht mehr zu einem selbst oder zu den aktuellen Lebensumständen passt und dass man es modifizieren muss. Nicht alle Ziele lassen sich eins zu eins umsetzen. Spätestens wenn man merkt, dass ein Ziel nur noch unter erheblichem Mehraufwand zu erreichen ist, als ursprünglich geplant, und dass man die Kraftanstrengung, die zur Zielerreichung notwendig ist, vollkommen falsch eingeschätzt hat, sollte man das Ziel entweder »abspecken« oder gegebenenfalls sogar fallen lassen, um nicht in einen Zustand der Über-Spannung und Verkrampfung zu kommen.

Fehler gehören dazu

Fehler sind immer der erste Schritt zu einer neuen Erkenntnis. Hat man einen Fehler gemacht, so bedeutet das nichts anderes, als dass man um eine Lernerfahrung reicher geworden ist. Wer keine Entscheidungen trifft, kann auch nichts falsch machen, und wer Entscheidungen trifft, der wird auch immer mal »daneben« liegen. Nicht jeder Pfeil kann ins Schwarze treffen, aber durch Übung und Konzentration kann man seine Trefferquote erhöhen. Wichtig ist allein, dass man auch bereit ist, aus seinen Fehlern zu lernen.

Im gesellschaftlichen Umgang hat sich so etwas wie eine »Null-Fehler-Kultur« breit gemacht. Wie oft kann man beobachten, dass sobald eine Person des öffentlichen Lebens, beispielsweise ein Politiker, etwas falsch macht oder etwas nicht auf Anhieb optimal funktioniert, die öffentliche Meinung in den Medien auf ihn »einprügelt«. Alle stehen da, wissen es besser und reiben sich mit hämischer Freude die Hände. Dass derselbe Mensch zuvor 100 richtige Entscheidungen getroffen hat, interessiert niemanden.

In einem Unternehmen zeigt sich diese »Null-Fehler-Kultur« dann, wenn Leistung nicht gesehen, anerkannt und lobend erwähnt, aber der eine Fehler, der einem unterlaufen ist, an die »große Glocke« gehängt wird.

Folgende Fragen helfen, das eigene Toleranzmaß gegenüber Fehlern richtig einzuschätzen:

- »Wie reagiere ich, wenn andere Fehler machen?«
- »Kann ich mir selbst Fehler eingestehen und versöhnlich damit umgehen?«

Positive und negative Glaubenssätze

Positive und negative Glaubenssätze haben mit dem Bild zu tun, dass wir von uns selbst haben, mit dem, was wir glauben erreichen zu können und was nicht. Zum einen spielen dabei die Lernerfahrungen in der Kindheit und Jugend eine große Rolle und welche »Leitsätze« wir mitbekommen haben:

- »Das kannst du nicht …«
- »Das ist nichts für dich …«
- »Du wirst nie …«
- »Du bist aber wirklich zu dumm …«

Oder:

- »Das schaffst du schon …«
- »Probier's doch einfach mal aus …«
- »Ist doch nicht so schlimm, wenn es nicht gleich klappt …«

Zum anderen sind auch die Einflüsse des aktuellen sozialen Umfeldes nicht zu unterschätzen. Die Menschen unseres sozialen Umfeldes können uns darin unterstützen, uns auf neue Ziele zuzubewegen; sie können uns ermutigen, neue Wege zu gehen und neue Dinge zu wagen.

Manchmal ist es aber auch so, dass die Menschen unseres Umfeldes sich ein ganz bestimmtes Bild von uns gemacht haben. Ein Bild von dem, wie sie glauben, wer wir sind, und dieses Bild von uns wollen sie auch nicht aufgeben. So kennen sie uns, so sind wir ihnen vertraut und sie wollen uns daher lieber weiter durch diese Brille sehen, als dass sie uns in unseren Chancen, Möglichkeiten und Potenzialen erkennen.

Negative Glaubenssätze im sozialen Umfeld haben auch damit zu tun, dass der Mensch ja manchmal zu einer gewissen Trägheit neigt. Wenn sich nun einer aus einem Sozialverband in Richtung einer Veränderung auf positive Ziele und Visionen bewegt, dann werden die anderen Mitglieder dadurch häufig mit ihrer eigenen »Nichtveränderbarkeit«, ihrem eigenen »Steckenbleiben« konfrontiert.

Typische negative Glaubenssätze des sozialen Umfelds sind:

- »Die da oben machen doch eh, was sie wollen …«
- »Der kleine Mann ist doch immer der Betrogene …«
- »Mit Arbeit wirst du nie reich …«
- »Probier's nur aus, du wirst ja sehen, was du davon hast …«
- »Wart mal ab, das wird alles noch viel schlimmer …«
- »Heutzutage macht das doch alles keinen Spaß mehr …«

Wenn ich mit Klienten an positiven Visionen und neuen Zielen arbeite, sehe ich, dass die meisten Menschen ihre Ziele klar erkennen und benennen können. Und dann kommt oft der Punkt, an dem sie sich durch negative Glaubenssätze selbst »ausbremsen«. Typische Sätze sind etwa:

- »Ich würde ja gerne …, aber ich glaub, das schaff ich nie.« (Damit programmiert man sich darauf, seine Ziele auch weiterhin nicht zu erreichen und bei dem zu bleiben, was man ohnehin schon kennt. Keine Abenteuer bitte!)
- »Ich hatte es schon immer schwer …« (Damit programmiert man sich darauf, es auch weiterhin schwer zu haben.)
- »Ich war schon immer irgendwie nur Mittelmaß …« (Programmiert darauf, künftig auch nur mittelmäßige Ziele anzustreben.)
- »Ich könnte mir das schon vorstellen …, aber irgendwie ist das doch nichts für mich …« (Sieht die Möglichkeit und sorgt gleichzeitig dafür, dass sie unter keinen Umständen erreicht werden kann.)
- »Ich war schon immer dick …« (Programmiert darauf, auch weiterhin diesem Bild des Dicken zu entsprechen.)

Wenn Sie Ihren Zielen keinen Millimeter näher kommen, sollten Sie einmal in sich hineinhorchen, ob es da solche negativen Glaubenssätze gibt, die Sie von der Erreichung Ihrer Ziele und der Verwirklichung Ihrer Träume und Visionen abhalten.

Falls ja, ersetzen Sie diese durch positive mentale Formeln (siehe auch oben: Mentales Training):

- »Ich sehe mein Ziel klar vor mir liegen ...«
- »Ich kann mein Ziel jetzt klar erkennen ...«
- »Ich probier es einfach mal aus ...«
- »Mal sehen, ob es funktioniert ...«
- »Wäre schon toll, wenn ich das wirklich schaffe ...«
- »Ich fang einfach mal an ...«
- »Ich schaffe das ...«
- »Wenn es nicht gleich klappt, probier ich es eben noch einmal ...«

Motivation und Stillstand – mentale Durststrecken überwinden

Motivation heißt Bewegung!

Wenn wir positive Ziele definieren, um unseren Lebensplan zu verwirklichen, und wenn wir dann anfangen, uns auf diese Ziele zuzubewegen, so wird es immer auch Phasen von scheinbarem Stillstand geben. Wir stoßen auf Probleme, müssen Widerstände überwinden und nichts bewegt sich. Man hat sich zwar bis zum Limit angestrengt, hat aber dennoch nicht das Gefühl, seinen Zielen auch nur einen Millimeter näher gekommen zu sein.

Was ist zu tun? Zunächst einmal sollte man akzeptieren, dass solche Phasen genauso zum Leben gehören, wie die Phasen, in denen es »wie von selbst läuft«, in denen wir Erfolg haben und unseren Zielen mit »riesigen Schritten« näher kommen.

Um »mentale Durststrecken« zu überwinden, ist es auf der einen Seite wichtig, auf dem Weg zu seinen Zielen eine gewisse Beharrlichkeit und Ausdauer zu zeigen. Um dabei aber nicht »emotional zu verdursten«, ist es genauso wichtig, dass man seine Oasen der Regeneration kennt. Man sollte also nicht nur das Ziel als die große Belohnung sehen, die einen am Ende des Weges erwartet, sondern seine Oasen zur aktiven und passiven Entspannung pflegen, damit man sich am Ende eines ganz normalen »Tagesmarsches« belohnen kann.

Ich habe in der Einführung geschrieben, dass ich als Therapeut in meinen Herzpatienten keine grundlegend andere Persönlichkeitsstruktur erkennen kann. Aber ich habe sie auch als sehr bewegte, äußerst motivierte Menschen beschrieben. Stillstand ist ihre Sache nicht, sie sind immer in Aktion. So kann ein Herzinfarkt auch Ausdruck davon sein, dass dieses Wechselspiel von Phasen der richtigen Motivation und Bewegung mit Phasen von (scheinbarem) Stillstand, das Verhältnis von Anstrengung und Erholung, vielleicht schon lange nicht mehr gelebt werden konnte. Warum es so oft dazu kommt, wird im Kapitel Zeit-Balance ausführlicher besprochen.

Übung zur Erstellung des positiven Lebensplans

Im Folgenden möchte ich Ihnen eine Übung vorstellen, mit der Sie sich Ihren positiven Lebensplan erstellen können. Dabei ist es hilfreich, diesen aufzuschreiben, denn zum einen nimmt man sich dann bewusst die Zeit, um über den eigenen Lebensplan nach- beziehungsweise vorzudenken. Überlegen Sie doch mal, wie viel Zeit man im Laufe seines Lebens allen möglichen Dingen widmet. Wenn Sie beispielsweise ein Haus bauen, dann brüten Sie hunderte von Stunden über Plänen und Einrichtungskatalogen. Da kann es wohl nicht schaden, sich einmal eine Stunde Gedanken darüber zu machen, wie der Entwurf für ein gelungenes Leben aussehen könnte.

Zum anderen hilft das Aufschreiben dabei, sich darauf zu konzentrieren, seine Ziele konkret zu benennen. Und es ist gut, seine eigenen Gedanken einmal Schwarz auf Weiß vor sich zu sehen.

Sie können die Übung allein machen, es ist aber auch spannend, sie mit dem Partner gemeinsam zu machen. Oder jeder erstellt zunächst seine eigene Version und Sie vergleichen Ihre Entwürfe dann miteinander. So können Sie sehen, wo sich Ihre

Vorstellungen von einem gelungenen und positiven Leben decken; Sie werden aber auch überrascht sein, welche neuen Seiten Sie dabei an Ihrem Partner entdecken.

Weil die eigene Lebensplanung nichts Statisches ist (man geht ja auch nicht sein Leben lang mit der gleichen Karte in immer demselben Revier wandern), sollte man diese Übung regelmäßig wiederholen.

Machen Sie Folgendes:

Nehmen Sie vier Bogen Papier.

Halten Sie die Bogen im Querformat.

Dann schreiben Sie als Überschrift:

- Auf das erste Blatt: **Positiver Lebensplan: Gesundheit**
- Auf das zweite Blatt: **Positiver Lebensplan: Beziehungen und Partnerschaft**
- Auf das dritte Blatt: **Positiver Lebensplan: Arbeit/Beruf/ Karriere**
- Auf das vierte Blatt: **Positiver Lebensplan: Eigene Person**

Darunter machen Sie dann jeweils drei gleich große Spalten mit folgenden Überschriften:

Positive Ziele	**Blockaden Schwierigkeiten/ Hindernisse**	**Selbstwirksamkeit Teilziele**

Nun füllen Sie die Spalten:

- In der ersten Spalte formulieren Sie Ihre positiven Ziele in diesem Lebensbereich.
- In der zweiten Spalte überlegen Sie sich, wo oder wodurch Blockaden entstehen könnten, welche Schwierigkeiten und Hindernisse es auf dem Weg zum Ziel zu überwinden gilt.
- In der dritten Spalte notieren Sie, welche Schritte Sie einlei-

ten müssen, was Sie für die Erreichung Ihrer Ziele konkret tun können:
Welche Problemlösungsschritte könnten erfolgreich sein (siehe strategisches Problemlösen)?
Was gilt es zu planen und zu organisieren?
Welche besonderen Stärken und Fähigkeiten haben Sie, um das Ziel zu erreichen?
Wie können Sie sich erste Erfolgserlebnisse durch das Erreichen von Teilzielen verschaffen?

Visualisierungsübung – Das Herz öffnen und weiten

Du musst deinen Traum finden,
dann wird der Weg ganz leicht.
Hermann Hesse

Bei der Definition positiver Ziele mit der Übung zur Erstellung des positiven Lebensplans haben wir uns überwiegend noch auf der rationalen Ebene des Bewusstseins bewegt. Es ist gut und wichtig, sich auf rationaler Ebene Gedanken über seine Lebensziele zu machen, denn das bringt Klarheit und weitet den Geist. Wenn Sie Ihren Lebensplan erstellt haben und sich auf Ihre Ziele konzentrieren, auf das, was Ihnen wichtig ist und was Sie im Leben erreichen wollen, dann wird es leichter fallen, Ihre Handlungspläne danach auszurichten.

Die Visualisierung geht noch einen Schritt weiter. Die Arbeit mit inneren Bildern setzt im Unterbewusstsein, also den »tieferen« Ebenen des Bewusstseins oder der limbischen Struktur des Gehirns, einen Impuls frei, der von dort »aufsteigen« kann in die »höheren«, rationalen Ebenen des Bewusstseins. Dieser Impuls wirkt wie eine innere Kraftquelle, aus der neue und kreative Energie strömt, die uns gleichfalls darin unterstützt, uns in die Richtung unserer positiven Ziele zu bewegen.

Positive Bilder öffnen und heilen das Herz!

Die Visualisierung zur Öffnung und Weitung des Herzens vereint Elemente des mentalen wie des Entspannungstrainings.

Legen Sie sich entspannt ausgestreckt hin.

Machen Sie Ihre Atementspannungsübung und warten Sie, bis der Atem ganz von selbst in seinen eigenen, ruhigen und gleichmäßigen Rhythmus findet.

»Ich atme tief, ruhig und gleichmäßig.«

Allein durch die Atementspannung können Sie fühlen, wie die Anspannung im Körper nachlässt und der ganze Körper sich lockert und löst.

»Jeder Atemzug vertieft die Ruhe.«

Nun machen Sie das Bodyscanning. Sie brauchen es bei der Visualisierungsübung nicht ganz so ausführlich durchzuführen wie bei der Tiefenentspannungsübung. Wandern Sie langsam mit Ihrer Wahrnehmung, Aufmerksamkeit und Konzentration erst durch die Beine, dann durch die Arme, fühlen Sie, wie die Arme und Beine auf der Unterlage liegen, wandern Sie hoch zum Becken und Po, wandern Sie in den Rücken hinein, fühlen Sie den Kontakt zwischen Rücken und der Unterlage und wandern Sie dann in den Bauchraum hinein und fühlen noch einmal, wie der Atem hier tief, ruhig und gleichmäßig ein- und ausströmt.

Wenn Sie dabei irgendwo im Körper eine Anspannung, Verspannung oder Blockade wahrnehmen, versuchen Sie nicht, sie »wegzudrängen«, sondern nehmen Sie sie einfach so wahr, wie sie im Moment sind, und vertrauen darauf, dass sie sich nach einer Weile, zusammen mit der tiefen, ruhigen und gleichmäßigen Atmung, ganz von allein wieder lockern und lösen.

Fühlen Sie nun Ihren Brustraum. Gibt es eine Anspannung oder Verspannung im Brustbereich? Gibt es ein Gefühl von Schwere oder Druck auf der Brust? Falls das der Fall ist, so versuchen Sie nicht, diese Gefühle wegzudrängen, sondern nehmen Sie sie einfach so wahr, wie sie im Moment sind.

Stellen Sie sich dabei die Frage, was es ist, dass Ihnen auf dem Herzen liegt. Gibt es Ärger, Sorgen, ungelöste Probleme? Versuchen Sie nicht, diese »negativen« Gedanken wegzuschieben, sondern schauen Sie sich diese zunächst einen Moment lang an, lassen Sie diese Gedanken zu. Auch sie gehören zu Ihrem Leben.

Nun konzentrieren Sie sich wieder ganz auf die Atmung, fühlen Sie den ruhigen und gleichmäßigen Fluss der Atmung.

»Jeder Atemzug vertieft die Ruhe.«

Fühlen Sie nun noch einmal den Körper als Ganzes und »erlauben« Sie allen Muskeln, sich zu lockern und zu lösen. Allein durch das tiefe, ruhige und gleichmäßige Atmen kann sich eine Anspannung oder Verspannung im Körper lösen. Wenn es noch eine Körperregion gibt, in der Sie eine Anspannung oder Verspannung wahrnehmen, geben Sie Ihrem Körper die Zeit, die er braucht, bis er auch diese Spannung noch loslassen kann, bis sich jeder Muskel, jede Sehne, jede Körperzelle in diesem Bereich auch noch lockert und löst.

Je mehr die körperliche Spannung nachlässt, umso tiefer kann auch der Geist entspannen, bis man fühlt:

»Der ganze Körper ist jetzt angenehm locker, gelöst und entspannt.«
»Mein Herz ist angenehm leicht, weit und frei!«
»Mein Geist ist ruhig und klar.«

Mit diesem Gefühl lenken Sie nun Ihre Aufmerksamkeit und Konzentration auf all das Positive in Ihrem Leben, all das, wobei Ihnen das Herz aufgeht.

Folgende Fragen helfen Ihrem Bewusstsein, eine positive Richtung zu finden:

- »Was ist mir wirklich wichtig?«
- »Was tut mir gut? Was brauche ich, damit es mir richtig gut geht?«
- »Wo oder wobei finde ich Ruhe und Erholung? Gibt es einen Ort, der mir gut tut?«
- »Worauf kann ich mich freuen?«
- »Was motiviert mich – welche positiven Ziele gibt es?«

Im körperlich entspannten Zustand lösen sich auch mentale Blockaden, so dass Bilder, die Sie mit diesen positiven Vorstellungen verbinden, wie von selbst aus dem »Unterbewusstsein« aufsteigen.

Dabei ist es unwichtig zu wissen, welche dieser Träume und Wünsche Sie später realisieren werden, Sie brauchen auch den Weg dahin noch nicht zu kennen. Wichtig ist allein, dass Ihr Unterbewusstsein wieder mit dem Impuls der positiven Lebensenergie in Kontakt kommt. Und auch wenn sich diese positiven Ziele dann nicht vollständig realisieren lassen, können Sie darauf vertrauen, dass Ihr Unterbewusstsein sein Bestes tun wird, um einen Weg dorthin zu finden.

Der Weg ist das Ziel, heißt es in einer alten ZEN-Weisheit.

Aber erst wenn wir eine Vision vom Ziel haben, kann sich ein Weg dorthin eröffnen.

Wichtig ist allein, dass der Geist wieder frei und weit wird für die positiven Möglichkeiten des Lebens. Allein dadurch, dass Sie diese positiven Bilder sehen, findet auf einer wesentlich tieferen als der rationalen Ebene eine Öffnung und Heilung des Herzens statt.

Dankbarkeit, Lebensfreude und Selbstbelohnung – Wege zu aktiver und passiver Entspannung finden

Um Stress entgegenzuwirken und ihn leichter wieder abbauen zu können, ist es wichtig, sich immer wieder zu entspannen. Wer Dankbarkeit und Lebensfreude empfindet und sich regelmäßig selbst belohnt, hat ein paar hilfreiche Mittel zur Entspannung gefunden.

Dankbarkeit

Kennen Sie das? Irgendwie geht es einem ja nicht schlecht, aber so richtig glücklich ist man auch nicht. Zum »richtigen« Glück scheint immer noch etwas zu fehlen. Man hat einen Job, der einem im Prinzip Spaß macht, aber gerade diese Woche läuft es nicht rund. Man hat eine Familie und einen Partner, den man liebt, aber für die Zweisamkeit bleibt einfach zu wenig Zeit. Und der Sohn, eigentlich ist er ja ganz helle, hat aber wieder mal eine Fünf mit nach Hause gebracht. Man hat ein ganz nettes Haus, aber der Nachbar hat am Wochenende mit dem Ausbau seines Daches angefangen, was man selbst schon seit Jahren vorhat, wofür aber das Geld im Moment einfach nicht reicht. Auf dem Firmenparkplatz steigt der Kollege aus einem nagelneuen, PS-starken Auto, man selbst sitzt immer noch in der alten Familienkutsche.

Man kann sein Leben immer durch zwei Brillen sehen.

Entweder man sieht all das, was einem noch fehlt, führt die Defizite auf und alles, was noch nicht gut läuft. Das führt in die negative Selbstprogrammierung und ist ein wunderbarer Weg, dauerhaft unglücklich zu sein. So kann man seine wertvolle Lebenszeit auch verschwenden.

Man kann seinen Blick aber auch auf all den Reichtum lenken, der einem geschenkt ist, und man kann sogar anfangen, sein Bewusstsein so zu trainieren, dass es diese Dinge verstärkt wahrnimmt. In der buddhistischen Meditation gibt es eine Achtsamkeitsübung, in der man lernt, »die Schönheit einer Rose zu sehen« oder »sein Herz am Tautropfen auf dem Grashalm zu erfreuen«.

Man kann dankbar dafür sein, dass man es in seinem Haus im Winter immer schön warm hat; man kann die Abende, die einem mit seinem Partner bleiben, mit ganzem Herzen genießen; kann sich von ganzem Herzen darüber freuen, dass man mit seinen Kindern so herrlich viel Spaß haben und Blödsinn machen kann; und die alte Familienkutsche ist immerhin so PS-stark, dass man damit im Sommer in den Urlaub fahren kann, die Segeljolle im Anhänger.

Kennen Sie die Geschichte vom Fuchs und den Trauben? Ein Fuchs streift durch einen Weinberg und sieht die leckeren, prallen Reben an den Stöcken hängen, die noch dazu so verführerisch süß duften. Obwohl er weiß, dass die Trauben eigentlich zu hoch für ihn hängen, versucht er dennoch, welche zu ergattern. Doch vergeblich, er springt immer wieder hoch und muss schließlich einsehen, dass es keinen Sinn hat. Als er aufgibt und von dannen zieht, sagt er: »Ach, ist gar nicht so schlimm, wahrscheinlich waren die Trauben sowieso sauer.«

Mit Dankbarkeit ist nicht gemeint, dass man bescheiden sein und sich mit dem, was man hat, begnügen soll. Beim Erstellen des positiven Lebensplans haben wir gesehen, dass es wichtig ist, positive Ziele zu haben, und dass man versuchen sollte, seinem Leben die bestmögliche Gestaltungsform zu geben. Positive Visionen sind der Überbau des Lebens. Nur, viele dieser Visionen wachsen langsam. Deshalb sollte man gleichzeitig auch all das im Leben sehen und würdigen können, was man auf seinem Weg schon erreicht hat.

Hier eine kleine Übung zur Dankbarkeit, die Sie überall und jederzeit durchführen können. Zum Beispiel morgens, wenn Sie das Frühstück zubereiten. Riechen Sie den Duft des frischen Kaffees, freuen Sie sich darauf, wie voll und herzhaft sein Aroma schmecken wird – und seien Sie dankbar für diese Tasse Kaffee. Betrachten Sie, wie reich Ihr Tisch gedeckt ist, welche Auswahl und Vielfalt es dort gibt. Zieht der Duft von frisch gebackenen, krossen Brötchen durchs Haus? Genießen Sie Ihr Frühstück und seien Sie dankbar dafür.

Mittags, wenn Sie in der Firma essen gehen, freuen Sie sich über die Auswahl, die Sie hier jeden Tag haben, jeden Tag ein warmes und abwechslungsreiches Essen, genießen Sie es von ganzem Herzen. Und seien Sie ganz bewusst dankbar dafür.

Wenn Sie sich ein neues Kleidungsstück kaufen, vielleicht gönnen Sie sich mal wieder einen neuen Anzug und eine schicke Krawatte, dann tun Sie das mit einem Gefühl von Freude und Dankbarkeit.

Seien Sie dankbar für all die kleinen Geschenke, die das Leben Ihnen macht.

Für den Kaffee, den Ihr Kollege Ihnen aus der Kantine mitgebracht hat.

Für den ersten lauen, warmen Frühlingstag, mit diesem Gefühl von Samt und Seide in der Luft.

Für das Lied der Amsel am frühen Morgen.

Für den goldenen Herbsttag, mit diesem klaren Licht und dem Farbenspiel in den bunten Bäumen.

Für die Familie, die Freunde, die Kollegen, die Sie haben.

Abends, wenn Sie im Bett liegen, lassen Sie den Tag noch einmal Revue passieren, mit einem Gefühl der Dankbarkeit für all den Reichtum, den dieser Tag Ihnen geschenkt hat.

Man kann dankbar dafür sein, dass man gesund ist, kann sich

bei seinem Körper bedanken, dass er einen jeden Tag wie ein guter, treuer Freund begleitet und es einem ermöglicht, aktiv und leistungsfähig am Leben teilzunehmen. Man kann dankbar dafür sein, nach einer Krankheit wieder auf dem Weg der Besserung zu sein und keine Schmerzen mehr zu haben.

Lebensfreude und Selbstbelohnung

Menschen, die sich gut selbst belohnen können, können auch gut Stress abbauen. Eine Belohnung kann man erst dann so richtig genießen, wenn man sich dafür auch angestrengt hat. Denken Sie an die Wohlspannungskurve. Ohne Anspannung und Anstrengung könnte man die Phasen von Ruhe und Erholung nicht würdigen.

Wenn man eine Bergwanderung macht, genießt man es ja auch, sich beim Aufstieg körperlich anzustrengen. Wenn man den Gipfel dann erreicht hat, steigt man nicht direkt auf der anderen Seite des Berges wieder nach unten, sondern gönnt sich eine Rast auf dem Gipfel und genießt zur Belohnung die herrliche Aussicht. Da sitzt man dann, wohlig erschöpft, isst seine Vesper und lässt den Blick in die Ferne schweifen.

Aber schon während des Aufstiegs hat man rechtzeitig zwei-, dreimal Pause gemacht, hat einen kleinen Schluck getrunken oder ein paar Nüsse geknabbert, um seine Energiespeicher aufzuladen, bevor sie leer sind. Kleine Belohnungen auf dem Weg.

Wer nach dem Prinzip der kleinen Belohnungen lebt, kann lange aktiv und leistungsstark sein und auf hohe Gipfel steigen, ohne auszubrennen.

Dabei gibt es einige größere Belohnungen, die wie ein Gipfel in weiter Ferne vor uns liegen, auf die wir uns aber mit Vorfreude im Herzen zubewegen. Das sind unsere Fernziele. Viele der

Ziele, die Sie in Ihrem positiven Lebensplan formuliert haben, sind solche Gipfelziele.

Aber das Herz braucht auch Belohnung und Freude auf dem Weg zum Ziel.

Freude ist das wichtigste Vitamin fürs Herz.

Sie entfaltet sofort eine schützende und heilende Wirkung. So sind es oft die kleinen Pausen und Unterbrechungen im Tagesablauf, in denen wir wieder auftanken. Um das Herz regelmäßig mit »Freudevitaminen« zu versorgen, sollten Sie sich zwei Fragen stellen:

- »Worauf kann ich mich heute freuen?«
- »Womit kann ich mich am Ende eines anstrengenden Tages belohnen?«

Aktive und passive Entspannung im Alltag

Aktive und passive Entspannungsstrategien sind gleich gut geeignet, um nach einem anstrengenden Tag von seiner Stresstreppe wieder herunterzukommen. Idealerweise sollte es im Leben von beidem etwas geben.

Aktive und passive Entspannung sind die Schutzvitamine der Seele. Ohne diese Oasen, in denen die Seele sich erfrischt, wäre das Leben öde, fad und leer. Stellen Sie sich doch einmal vor, wie Sie aussehen würden, wenn Sie sich ein halbes Jahr nur von Erbseneintopf aus der Dose ernähren würden. Genauso sieht Ihre Seele aus, wenn der Alltag nur noch vom ewig gleichen Trott aus Stress und Belastungen gekennzeichnet ist.

Den Weg zu Ihren aktiven oder passiven Entspannungsoasen finden Sie, indem Sie sich folgende Frage stellen:

- »Wo finde ich Ruhe, Erholung und Regeneration?«
- »Wobei tanke ich auf?«

Unter aktiver Entspannung versteht man Freizeitbetätigungen, bei denen man wieder einen Ausgleich zu beruflichem Stress oder privaten Belastungen findet. Aktive Entspannung ist all das, was wir so richtig gern tun und wodurch wir Abstand zum eigenen Alltag gewinnen. Manchmal wird man das Gefühl haben, sich zu dieser neuen Aktivität kaum noch aufraffen zu können. Wenn man dann aber etwas unternommen hat, was zu einem Erleben führt, das dem alltäglichen vollkommen entgegengesetzt ist, dann fühlt man sich dadurch wie beflügelt.

Die Pflege von Hobbys und ausgleichenden Freizeitbetätigungen dient der aktiven Entspannung. Dabei gibt es viele Möglichkeiten: Man kann einen Ausflug oder eine Reise planen, sich mit Freunden treffen, zusammen kochen oder einfach nur klönen. Auch die Beschäftigung mit Kunst und Kultur, ein Theater- oder Konzertbesuch, bringt neue Anregung, weitet und erfrischt den Geist.

Zur aktiven Entspannung gehören auf jeden Fall Bewegung, Training und Sport!

Ein ausgedehnter Spaziergang oder eine Wanderung in der Natur dient nicht nur der körperlichen Fitness, sondern ist gleichzeitig eine der letzten Möglichkeiten, als moderner Büro- und Stadtmensch Wind und Wetter zu spüren, die Natur zu beobachten, den Lauf der Jahreszeiten bewusst wahrzunehmen und Kontakt zu den Naturelementen zu wahren. Man kann beispielsweise eine Radtour ins Grüne unternehmen. Zur Herzinfarkt-Prävention sollte man mindestens zweimal pro Woche ein systematisches Ausdauer- und Fitnesstraining machen.

Am besten ist es, wenn Sie sich all die Dinge, die Sie gern tun oder bei denen Ihnen das Herz aufgeht, aufschreiben. Vielleicht fallen Ihnen dabei einige Hobbys ein, die Sie gern reaktivieren würden. Oder Sie kommen auf etwas, das Sie schon immer einmal tun wollten. Gibt es einen kleinen oder größeren Traum an

Freizeitbetätigungen, den Sie sich seit langem erfüllen wollten? Wollten Sie vielleicht schon immer einmal einen Tauchkurs machen oder einen Bootsführerschein, reizt es Sie, mal mit einem Segelflugzeug oder einem Ultraleichtflugzeug zu fliegen? Wollten Sie schon immer einmal ein Musikinstrument lernen oder sich ein Teleskop zulegen und sich mit Astronomie beschäftigen? Vielleicht reizt es Sie seit langem, Karate zu lernen, einen Meditationskurs zu besuchen oder sich einen Hund zuzulegen?

Sich selbst einen Lebenstraum zu erfüllen ist Balsam fürs Herz, auch oder gerade dann, wenn damit ein gewisser Leichtsinn verbunden ist.

Aktive Entspannung wird zu Freizeitstress, wenn man das Gefühl hat, dass ein Leben für alle diese Dinge gar nicht ausreicht. Man wird nun versuchen, so viel an Erleben wie nur irgend möglich in die »knappe« Freizeit hineinzuquetschen.

Dabei reicht es für die meisten Menschen aus, wenn sie sich, neben ihrem Engagement in Beruf und Familie, einem oder allenfalls einem zweiten Hobby widmen und diesem dann mit ganzem Herzen nachgehen, weil sie dabei Erfüllung finden, anstatt das Leben mit Aktivität zu überfüllen.

Man sollte bei seinem Katalog an Aktivitäten allerdings noch zwischen Sommer- oder Outdooraktivitäten und Winter- beziehungsweise Indooraktivitäten unterscheiden. In der kälteren Jahreszeit findet allein aufgrund von Klima und Wetter eine andere Schwerpunktsetzung in der Freizeitgestaltung statt als in den Sommermonaten.

Oasen zur passiven Entspannung

Eines darf zur Herzprävention nicht fehlen: Oasen zur passiven Entspannung. Müßiggang ist nicht aller Laster Anfang. Der Begriff der Muße wurde in der griechischen Philosophie von den Stoikern verwandt, um den Gemütszustand einer »gelassenen Beschäftigung mit dem Wesentlichen« zu beschreiben.

Muße als »tätiges Nichtstun« ist die schöpferische Verwendung von Freizeit, sie dient der Selbstfindung und der kreativen Selbstverwirklichung. Muße zu pflegen kann einen davor bewahren, sich selbst in ein allzu enges Korsett aus Konsumzwängen einzuschnüren, denn sie ist kostenlos.

Passive Entspannung ist »gezieltes Faulsein«, um nach einem anstrengenden Tag von seiner Stresstreppe herunterzukommen.

Man kann sich faul auf die Couch legen, um in Ruhe seine Lieblingsmusik zu hören. Man kann ein Bad nehmen, Kerzen im Badezimmer anzünden und im Hintergrund eine CD mit Entspannungsmusik laufen lassen. Sich etwas Nettes im Fernsehen oder einen Film auf DVD anzuschauen kann auch entspannen, Dauerberieselung durch den Fernseher ist zur passiven Entspannung allerdings nicht geeignet.

Eine der besten passiven Entspannungsmöglichkeiten ist Lesen! Ein guter Schriftsteller schafft es, dass sich über die Kunst seiner Sprache im Kopf des Lesers plastische Bilder formen und dass dadurch die erzählte Geschichte wirklich lebendig wird. Man taucht tiefer und tiefer in die Handlung ein, bis man die Welt um sich herum vergessen hat. Gute Literatur erweitert die Grenzen der eigenen Realität um ein wahres Meer an Phantasie, und eine gut erzählte, spannende Geschichte ist wie ein Gedankenurlaub vom eigenen Alltag. Abends im Bett noch in einem guten Roman zu schmökern ist die beste Schlaftablette.

Passive Entspannung bedeutet auch, über freie, unverplante Zeit zu verfügen. So kann man beispielsweise einen Tag am Wochenende wirklich einmal »nichts« tun, faul auf der Terrasse liegen und lesen oder anderen Aktivitäten nachgehen, bei denen man in den Zustand der »gelassenen Beschäftigung mit dem Wesentlichen« kommt.

»Ruhig Blut« – Strategisches Problemlösen

Probleme lassen sich niemals
mit derselben Denkweise lösen,
durch die sie entstanden sind.
Albert Einstein

Positiver Stress ist nicht schädlich für das Herz. Wichtig ist, ein Gefühl für den »individuellen Spannungsbogen«, für den Bereich der persönlich optimalen Leistungsmotivation zu bekommen, um anhaltende Phasen von Übermotivation und Überstress zu vermeiden. Bei der Formulierung der positiven Lebensziele haben wir gesehen, dass es auf dem Weg dorthin immer auch Phasen von Stillstand geben wird. Wichtig war dabei, das Wechselspiel von Ruhe und Bewegung, Motivation und Stillstand zu akzeptieren, um nicht überbewegt auf seine Ziele loszumarschieren, seine Oasen zu kennen, um »mentale Durststrecken« zu überwinden.

Ein wirklich giftiger Stress für das Herz resultiert aus anhaltenden Phasen von Demotivation und Stagnation. Wenn wir auf dem Weg zur Verwirklichung unserer Wünsche und Träume nur auf Problem-Barrieren treffen, die uns so unüberwindbar erscheinen, dass wir unseren positiven Lebensplan in eine alte Kiste in der hintersten, staubigsten Kellerecke unseres Bewusstseins verstecken, bis wir ihn dort selbst nicht mehr finden.

Demotivation und dauerhafte Stagnation führen dazu, dass die ursprüngliche Vitalität, der Impuls der positiven Lebensenergie in einem selbst langsam abstirbt, so dass die Emotionen, die inneren Bewegungen erstarren, bis irgendwann auch das Herz still steht. So kann ein Herzinfarkt auch als Ausdruck einer Stagnation auf dem Lebensweg verstanden werden.

Lebensstillstand gleich Herzstillstand.

Dabei spielt es keine Rolle, wie jemand in die beklemmende Lebenssituation gekommen ist, ob es ungünstige äußere Umstände waren oder er sich selbst hineinmanövriert hat – das Resultat ist, dass er keine Perspektiven mehr für sich erkennen kann.

Strategisches Problemlösen

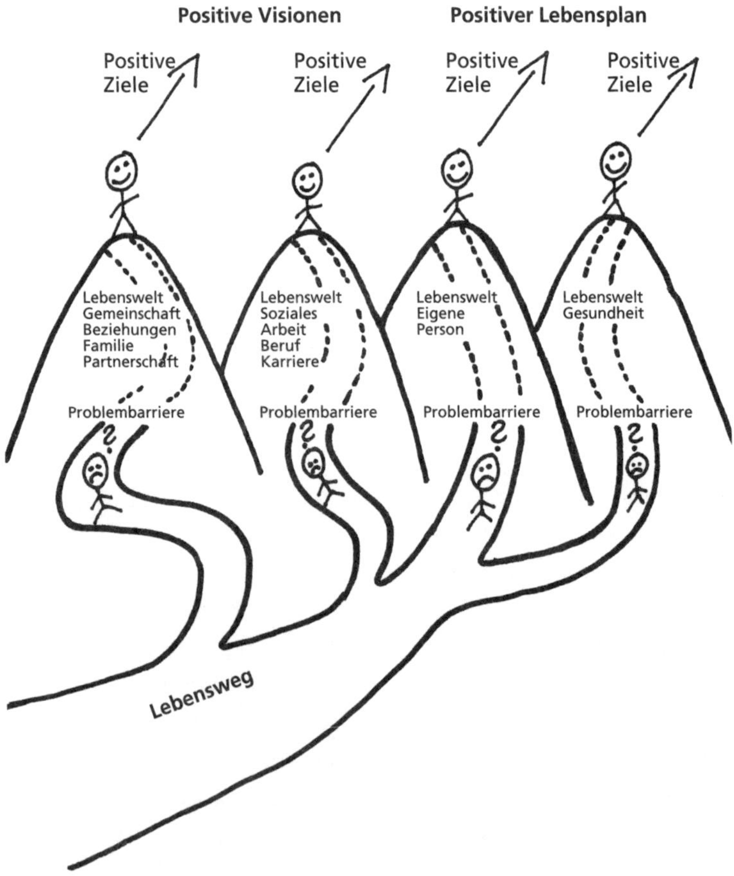

Wie unüberwindbare Barrieren sieht man nun Problemberge, Schwierigkeiten und Widerstände in seinen Lebensfeldern vor sich liegen und fühlt sich dadurch von seinen positiven Lebenszielen abgeschnitten. Ohne Aussicht auf neue Horizonte und Motivation, sich diesen mit konkreten Zielen schrittweise zu nähern, sieht man das Problem wie eine dunkle Steilwand bedrohlich vor sich aufragen, wodurch sich der eigene Geist verdunkelt. Negative Gedankenkreisläufe, Krisen- und Katastrophendenken, Zweifel und Resignation sind die Folge. Die Angst ist nun zur dominierenden Emotion geworden.

Angst motiviert nicht, Angst blockiert!

Angst aktiviert das psycho-biologische Notfallprogramm im Menschen. Sie reaktiviert den Steinzeitmenschen in uns, der denkt, dass er gleich gegen eine Horde wild gewordener Feinde antreten muss. Unsere körperlichen Angriffs-, Kampf- und Verteidigungsreaktionen werden aktiviert und wir sind mental blockiert. Das lässt es immer unwahrscheinlicher werden, dass wir den Weg aus dem momentanen Lebenstal heraus finden.

Für das Ausmaß des subjektiven Stresserlebens ist es dabei nicht entscheidend, ob sich das Gefühl von Stagnation und unüberwindbaren Problembarrieren auf einem oder mehreren der Lebensfelder abspielt. Entscheidend ist allein, wie groß das Gefühl einer existenziellen Bedrohung ist, das daraus erwächst.

Es kann durchaus so sein, dass ein einzelnes Problem zu einem derart hohen und unüberwindbaren Gebirge anwächst, dass man keine Lösung dafür mehr erkennen kann.

Dies ist beispielsweise der Fall, wenn der Schuldenberg so hoch angewachsen ist, dass jemand sich fragt, wie er ihn mit seinem Einkommen jemals wieder abtragen kann. Oder wenn jemand Alleinverdiener ist, noch Kinder in der Ausbildung hat und im Fall von Arbeitslosigkeit sich fragt, wie er seine Familie über die Runden bringen kann. Oder jemand hat so akute gesundheitliche Probleme, dass sie alle anderen Lebenswelten überschatten. Vielleicht gibt es aber auch mit einem der Kinder Probleme, vielleicht ein Drogenproblem, so dass man aus lauter Sorge darüber jahrelang nicht zur Ruhe kommt, obwohl es einem ansonsten sehr gut geht.

Meistens ist es aber so, dass die Problemzustände in unseren Lebenswelten sich durchmischen und sich gegenseitig noch verstärken. Es kann zur Verkettung von Problemen kommen, wodurch dann die kleinen oder auch großen Katastrophen des Lebens ausgelöst werden.

So wird ein permanent erhöhtes Maß an Stress, Belastungen und Druck im Beruf mit der Zeit meistens auch zur Belastungsprobe für eine Partnerschaft. Vielleicht kriselt es aber auch schon seit längerem in der Beziehung, im Job läuft es gerade auch nicht rund und mit einem der Kinder gibt es Probleme. Oder man hat das Gefühl, sich zwischen seinen Lebenswelten zerreißen zu müssen. Wo man auch hinschaut, warten Aufgaben- und Problemberge auf einen. Neben der Anstrengung im Beruf sind vielleicht auch noch die alten Eltern zu unterstützen, die eigene Familie will versorgt sein, Haus und Hof müssen gepflegt werden, wo bleibt dabei die Zeit für die Partnerschaft oder gar für einen selbst?

Problemfokussierung oder Lösungsfokussierung?

Bei der Bewältigung von negativem Lebensstress, ob er durch ein großes Problem oder durch viele kleine Nadelstiche scheinbar unbedeutender und alltäglicher Probleme ausgelöst wird, hilft nur ein strategisches Vorgehen. Die wenigsten Probleme lassen sich mit einem großen »Paukenschlag« lösen, und im seltensten

Fall wird man auf eine Art Patentlösung stoßen, die man dann auf alle vergleichbaren Lebenssituationen anwenden kann.

Strategisches Problemlösen bedeutet immer ein schrittweises Vorgehen, angepasst an die Problem auslösende Situation und die jeweiligen Lebensumstände. Wenn es überhaupt so etwas wie eine Patentlösung für Problemlösungen gibt, dann ist sie darin zu sehen, dass man sich ein solch strategisches oder systematisches Vorgehen angewöhnt. Auch dadurch hat man keine Garantie, dass sich für jedes Problem eine Lösung finden lässt, aber man erhöht ganz enorm die Wahrscheinlichkeit, dass man einen Weg erkennen kann, auf dem man vom Problem zur Lösung gelangt.

Um Probleme erfolgreich bewältigen zu können, ist aus psychologischer Sicht eines von großer Bedeutung: Auch und gerade wenn es im Leben schwierig wird, wenn man den eigenen Weg nicht mehr erkennen kann, muss man vermeiden, in einen Zustand von Problemfokussierung oder Problem-Trance zu kommen. Das bedeutet, dass sich alle Aufmerksamkeit, all unsere mentalen Kräfte immer mehr auf das oder die Probleme konzentrieren. Der Geist verengt sich, die gesamte Lebensperspektive verdichtet sich auf das oder die Probleme, bis sich auch das Herz verengt.

Lösungsfokussierung bedeutet, dass man die Hindernisse und Schwierigkeiten, die auf dem Weg zum Ziel liegen, erkennen sollte wie auch die äußeren Einflüsse und Probleme, die einen vom eigenen Weg ablenken können, und dass man persönliche Rückschläge einkalkuliert, gleichzeitig aber die mentale Verbindung zu seinen positiven Zielen und Visionen nicht verliert. Nur so kann man sich die Motivation erhalten, Problembarrieren zu überwinden.

Deshalb ist es so wichtig, im Herzen offen zu bleiben für die Landschaft seiner Wünsche und Träume, um sich dann Gedanken darüber zu machen, auf welchen realistischen Wegen man dorthin gelangen kann.

Problemfokussierung

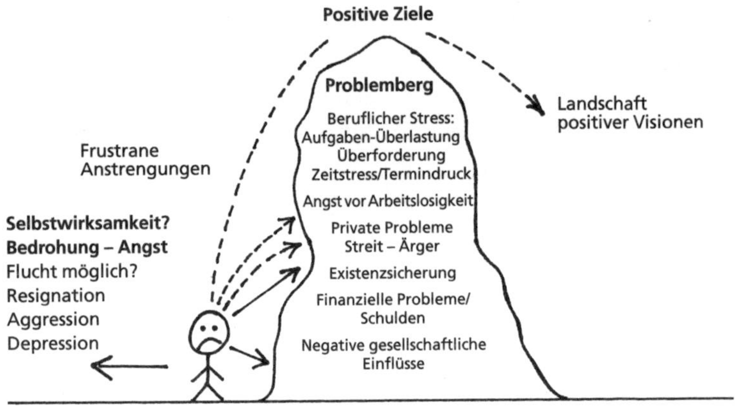

Im Zustand der Problemfokussierung haben wir den Kontakt zu unseren positiven Zielen verloren.

Wir konzentrieren all unsere Wahrnehmung und Aufmerksamkeit auf Probleme, Schwierigkeiten, Krisen und Katastrophen. Dadurch erscheinen uns die Problemberge oft größer, als sie tatsächlich sind. Oftmals haben wir aber auch schon mehrere frustrierende Versuche, das Problem zu lösen, hinter uns, und aus der Wahrnehmung der eingeschränkten Selbstwirksamkeit erwächst ein Gefühl der Bedrohung und Angst. Im besten Fall denkt man sich vielleicht noch: »Flucht möglich?«, oder man neigt zur Resignation mit der Folge einer Depression, oder man reagiert mit Aggressionen.

Lösungsfokussierung

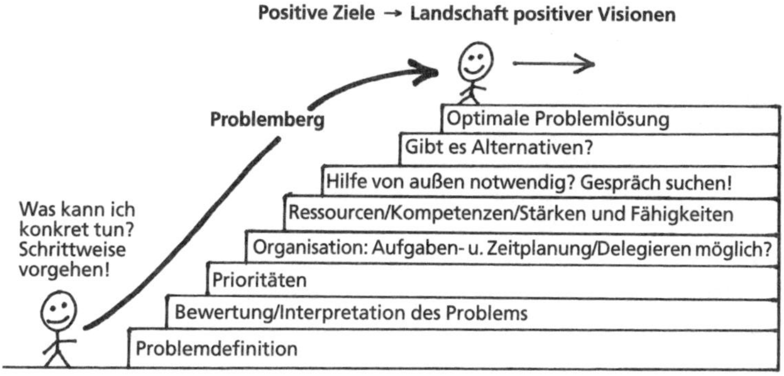

Lösungsfokussierung bedeutet, mental mit seinen positiven Zielen, mit der Landschaft positiver Visionen verbunden zu bleiben.

Man kann Probleme, Widerstände, Gefahren oder Krisen wahrnehmen und sich gleichzeitig auch in diesem »schwierigen Gelände« neu orientieren: »Was kann ich konkret tun?« »Welche Schritte sind einzuleiten?«

Acht Schritte vom Problem zur Lösung

Strategisches Problemlösen bedeutet, einen Weg vom Problem zur Lösung zu finden und ihn dann schrittweise zu verfolgen.

Problemlösestrategien müssen konkret sein, das heißt, sie müssen Wege beschreiben, auf denen man aus dem »Tal der Probleme« wieder herausfinden und sich wieder in Richtung seiner positiven Lebensziele bewegen kann. Jemandem mit einer Million Euro Schulden zu empfehlen, sich bei »Wer wird Millionär« zu bewerben, ist eine schlechte Strategie, weil dieser Weg nur mit einer minimalen Wahrscheinlichkeit zur Problemlösung führen wird.

Um ein Problem erfolgreich lösen zu können, müssen nicht immer alle der hier beschriebenen Problemlöseschritte zur Anwendung kommen. Es ist eher so, dass Sie mit jedem einzelnen dieser acht Schritte die Wahrscheinlichkeit erhöhen, den richtigen Weg zu erkennen, auf dem Sie vom Problem zur Lösung gelangen.

Im Notfall Ruhe bewahren!

Das ist nun wirklich leicht gesagt, denn gerade dann, wenn man sich mit Aufgaben, Schwierigkeiten oder Problemen konfrontiert sieht, bei denen man nicht weiß, wie man sie lösen soll, ist der physische und psychische Stress vorprogrammiert. Doch klar ist auch: Je erregter wir an die Sache herangehen, umso unwahrscheinlicher ist es, die richtige Lösung zu finden.

Deshalb funktionieren die einzelnen Schritte zum strategischen Problemlösen natürlich dann besonders gut, wenn man sie mit den Strategien des mentalen Trainings verbindet. Denken Sie an den positiven und negativen Gedankenkreislauf, an den individuellen Spannungsbogen und an die praktische Anleitung zum mentalen Training, an die Atementspannungsübung und das Entspannungstraining, an die Kraft der Visualisierung und der positiven Autosuggestion.

Folgende acht Schritte helfen bei der Problemlösung.

Schritt 1: Definition des Problems

Zunächst sollte man ein Problem immer möglichst konkret beschreiben.

- »Was genau ist das Problem?«
- »Welche Problembarrieren wie negative äußere Einflüsse, Gefahren und Krisen, Widerstände und Schwierigkeiten sind es, die mich von der Erreichung meines positiven Ziels abhalten?«

Es ist gut, ein Problem zu benennen, geben Sie dem Problem einen Namen, eine Überschrift. Dadurch bringen Sie es auf den Punkt und können den Kern des Problems erkennen.

Schritt 2: Bewertung und Interpretation des Problems

Oftmals generalisieren wir Probleme und machen sie gedanklich dabei größer, als sie in Wirklichkeit sind. Dadurch, dass man bei der Problemdefinition ein Problem genau beschreibt und es somit konkret macht, verhindert man diese Tendenz zur Generalisierung.

Bevor Sie nun weitere Schritte zur Problemlösung einleiten, sollten Sie nochmals einen Moment in sich gehen und prüfen, ob Sie mit der Bewertung und Interpretation des Problems richtig liegen.

- »Ist es ein großes Problem?«
- »Ist es ein wichtiges Problem?«
- »Ist es überhaupt mein Problem?«
- »Wie groß ist die Wahrscheinlichkeit, dass erwartete negative Dinge tatsächlich eintreffen oder dass sie so wie befürchtet eintreffen?«

Hier berühren sich das Problemlösen und das mentale Training. Die Strategien zur gedanklichen Überprüfung von Alltagssituationen können verhindern, dass sich negative Gedankenkreisläufe verstärken, bis man sich selbst schließlich negativ programmiert.

Diese Art der gedanklichen Überprüfung verhindert auch, dass Sie anfangen, Probleme zu lösen, die vielleicht gar nicht Ihre sind, oder dass Sie Ihre Energie an Problemzustände verschwenden, die fiktiv, also mentaler Natur sind, bei denen es sich mehr um Angstphantasien handelt als um konkrete und reale Probleme.

Schritt 3: Prioritäten setzen

Nun kann man anfangen, sich Gedanken darüber zu machen, wie der Weg zur Problemlösung konkret aussehen könnte. Bevor man dabei in die Aufgabenplanung und Organisation einsteigt, sollte man die Prioriäten festlegen. Dies verhindert, dass man in blindem Aktionismus losmarschiert und viel Energie auf Wegen vergeudet, auf denen man den eigenen Zielen keinen Millimeter näher kommt.

- »Was ist jetzt wirklich wichtig, auf welche Aufgaben muss ich meine Kräfte konzentrieren?«
- »Was kann wesentlich zur Problemlösung beitragen?«

Schritt 4: Die Organisation – Aufgaben- und Zeitplanung, Delegieren

Als nächsten Schritt überlegen Sie sich, was es zu organisieren gilt, wie die Aufgaben- und Zeitplanung zur Lösung des Problems aussieht.

Wie hoch das Aufgabengebirge des Alltags auch sein mag, teilen Sie sich Ihre Kräfte so ein, dass Sie auf Ihrem Weg immer mal innehalten und Atem holen können.

Es kann hilfreich sein, sich eine **To-do-Liste** anzulegen, auf der man anstehende Projekte und die damit verbundenen Aufgaben festhält. Hinter jedem der Projekte oder Aufgaben machen Sie sich eine Notiz darüber, was es dabei zu organisieren gibt.

Zu einer guten Organisation gehört es, sich zu überlegen, wie der realistische Zeitrahmen zur Erledigung dieser Aufgaben aussieht.

Dazu gehört auch ein gewisses Maß an Flexibilität in der Zeitplanung. Natürlich ist es wichtig, der Zeit eine Struktur zu geben und den Zeitaufwand zur Erledigung von Aufgaben möglichst präzise zu planen. Plant man dabei aber in einem starren Zeitgerüst, so bringt Unvorhergesehenes oftmals die gesamte

Planung zum Einsturz. Man sollte daher möglichst kleine Zeitpuffer mit einkalkulieren, damit das, was nicht gleich so funktioniert, wie man es sich vorgestellt hat, einen nicht gleich an den Rand eines Herzinfarktes bringt. Wichtig ist, dass bei der Zeitplanung immer »noch etwas Luft drin ist«, damit dem Herzen nicht die Luft ausgeht. Wenn man dann im geplanten Rahmen bleibt oder sogar früher fertig ist, umso besser.

Schließlich können Sie sich noch überlegen, welche der Aufgaben Sie selbst erledigen können oder müssen und was Sie delegieren können oder sollten.

Projekte/Aufgaben → Organisation → Realistischer Zeitrahmen → Delegieren möglich?

Es empfiehlt sich, ein solches Organisationsschema nicht nur für die Bewältigung von Problemstellungen im beruflichen Kontext zu verwenden, denn auch im häuslichen und familiären Bereich kann eine solch strukturierte Herangehensweise an Projekte und Aufgaben sehr hilfreich sein. Die Zeit, die Sie für die Erstellung des Organisationsschemas aufwenden müssen, ist minimal.

Schritt 5: Ressourcen, Kompetenzen, Stärken und Fähigkeiten ausloten

Sie haben Ihre Ziele definiert, Prioritäten gesetzt, sich Gedanken über die anstehenden Projekte gemacht, haben die Aufgaben, die es zu erledigen gilt, organisiert, haben sich überlegt, wie der realistische Zeitrahmen dafür aussieht und was Sie selbst tun müssen oder delegieren können. Wenn Sie trotzdem nicht das Gefühl haben, dass Sie Ihren positiven Zielen näher kommen und die Landschaft der positiven Visionen nach wie vor in weiter Ferne liegt, dann sollten Sie an dieser Stelle noch überprüfen, ob Ihre Ressourcen und Kompetenzen zur Zielerreichung ausreichend sind.

- Sind die finanziellen Ressourcen ausreichend?

 Viele Versuche, sich selbstständig zu machen, die zwar auf einer originellen und langfristig auch tragbaren Geschäftsidee beruhen, scheitern daran, dass die angehenden Unternehmer sich nicht ausreichend darüber informiert haben, wie die finanziellen Rahmenbedingungen aussehen müssen, um die Durststrecke am Anfang zu überstehen.

 Oder bei der Finanzierung des Eigenheimes sprudelt die Geldquelle zwar über die Jahre ausreichend, so dass man ein Reihenhaus bequem finanzieren könnte, aber für das Traumhaus, bei dem die Fliesen in den Bädern nicht edel genug sein konnten und die beste der Markenküchen gerade richtig war, kann sie durch Wegfall eines zweiten Einkommens schnell zum dünnen Rinnsal werden, und der Traum ist auf Sand gebaut.
- Sind die materiellen Ressourcen ausreichend?

 Auf dem Weg vom Wunsch zur Wirklichkeit sollte man sich Gedanken darüber machen, wie groß der materielle und logistische Aufwand ist, um seine Projekte zu realisieren. Um über ein großes Meer zu fahren, brauche ich zwar die Vision vom Land hinter dem Horizont und eine Sehnsucht im Herzen, dorthin gelangen zu wollen, ich brauche aber auch Werkzeug und Bretter, um mir ein Schiff zu bauen.
- Sind die personellen Ressourcen ausreichend?

 Gutes Projektmanagement bedarf einer Überprüfung der personellen Ressourcen. Zum Delegieren gehört, dass man jemanden hat, an den man delegieren kann. Wenn die Personaldecke stets so dünn gehalten wird, dass die ganze Belegschaft friert und sich in einem unterkühlten Betriebsklima einen Schnupfen holt, dann muss man darüber sprechen, mit welchen realistischen personellen Ressourcen, sich welche Arbeiten erledigen lassen (siehe Gesprächsregeln zur positiven Kommunikation).
- Sind die persönlichen Kompetenzen ausreichend?

 Einer meiner Klienten war Ingenieur, ein sicherlich brillanter

Techniker, und hatte aufgrund seiner hohen fachlichen Kompetenzen in einem Weltkonzern Karriere gemacht. Nun beinhaltete diese Position, dass er im In- und Ausland regelmäßig Präsentationen leiten und Vorträge halten musste. Leider hatte er eine ausgeprägte Rede- und Auftrittsangst, es gab für ihn nichts Schlimmeres, als im Mittelpunkt zu stehen. So hatte er oft schon lange vor einem solchen Auftritt schlaflose Nächte, was natürlich gewaltig an die Substanz ging und das Problem noch verschärfte. Die Problemlösung für meinen Klienten sah so aus, dass ich ihn an einen Kollegen vermittelte, der ein guter Persönlichkeitscoach ist. Mit Hilfe von mentalem und Rhetoriktraining konnte er dort seine Angst nicht nur in den Griff bekommen, Vorträge zu halten und Präsentationen zu leiten bereitet ihm nun sogar Freude.

- Sind die fachlichen Kompetenzen ausreichend?

Auch der umgekehrte Fall ist denkbar. Jemand ist ein wirklich smarter Typ, macht seinen Job gut und engagiert, aber ihm fehlt ein gutes Wirtschaftsenglisch. Da sein Betrieb mittlerweile zum Global Player geworden ist, versteckt er sich immer in der zweiten Reihe, wenn es darum geht, ins Ausland zu reisen. Dies blockiert ihn mit der Zeit aber im beruflichen Fortkommen und wird irgendwann zu einem ernsthaften Problem. Nun ist die Problemlösung hier denkbar einfach, da sich ein solcher Mangel im Bereich fachlicher Kompetenz durch entsprechende Sprachkurse beheben ließe.

Neben den finanziellen, materiellen und personellen gibt es die persönlichen Ressourcen. Jeder Mensch hat positive Potenziale, hat seine ganz persönlichen Stärken und besonderen Fähigkeiten.

Es ist gut, sich auf die eigenen Stärken zu besinnen, damit sich nicht die Defizite, all das, was noch nicht so gut läuft, in den Fokus der eigenen Wahrnehmung und Aufmerksamkeit stellt. In dem Moment, in dem man sich seiner Stärken und besonderen Fähigkeiten bewusst wird, kommt man auch auf Ideen, wie man diese zur Problemlösung einsetzen kann, um auf seinem Lebensweg erfolgreich weiterzukommen.

Schritt 6: Hilfe von außen

An obigen Beispielen wurde deutlich, dass es Probleme gibt, die man nicht allein lösen kann.

Oftmals können wir ein Problem allein deshalb nicht lösen, weil uns bestimmte Informationen fehlen. Wie lange kaut man dann auf einem ungelösten Problem herum wie auf einem ausgelutschten Kaugummi, anstatt sich einmal zu fragen, woher man die zur Problemlösung notwendigen Informationen bekommen kann. Im Beruf kann man Kollegen fragen, wenn man irgendwo nicht weiterkommt, bei privaten Sorgen kann man bei Bekannten, Freunden und der Familie Rat einholen. Für fast alle Probleme gibt es auch professionelle Hilfe durch Fachberatungen. Und spätestens wenn man merkt, dass man in Frustration und Resignation abzurutschen droht, sollte man bereit sein, offen über ein Problem zu sprechen.

In meinem Beruf als Psychologe bin ich häufig nichts anderes als ein guter Zuhörer und versuche dann, gemeinsam mit dem Klienten Schritte zur professionellen Problemlösung einzuleiten.

Wenn es in Ihrem Leben etwas gibt, von dem Sie den Eindruck haben, dass Sie damit allein nicht mehr zurechtkommen, scheuen Sie sich nicht, einen niedergelassenen Psychologen oder Psychotherapeuten aufzusuchen. Wenn ich einen faulen Zahn habe, dann gehe ich auch nicht in den Keller, hole die Kombizange aus der Werkzeugkiste und versuche mir das Ding selbst herauszureißen, sondern bin froh, dass es dafür Profis gibt, die das schmerzfreier hinbekommen. So sollte man den Gang zum Psychologen sehen, wenn einem der seelische Zahn wehtut.

Wenn ein Problem sich gelöst hat, sagt man oft ganz intuitiv: »Da fällt mir ein Stein vom Herzen.« Die Arteriosklerose als Versteinerung des Herzens kann man auch als die Summe der ungelösten Probleme verstehen, die sich über eine lange Lebensspanne aufgestaut haben. Wenn das Herz gesund bleiben oder gesund werden soll, ist es deshalb äußerst wichtig, seinem Herzen im Gespräch immer mal wieder Luft zu machen. Die heilende Kraft des Gesprächs besteht darin, dass man sich ein Problem von der Seele redet und dabei das Gefühl hat, dass jemand einem zuhört, dem man vertrauen kann und der einen versteht. Und auch wenn man keinen Tipp oder guten Rat bekommt, der unmittelbar zur Problemlösung beiträgt, wird man allein dadurch, dass man die Dinge offen angesprochen und beim Namen genannt hat, ein Problem in einem neuen Licht sehen können.

Schritt 7: Alternativen

Es gibt Lebensphasen, in denen man sich abrackert und sein Bestes gibt und trotzdem das Gefühl hat, dass sich nichts bewegt. Man meint, sich im Leerlauf auf Hochtouren zu bewegen, und fühlt sich gleichzeitig wie blockiert. Irgendwann drohen Verzweiflung und Resignation sich auszubreiten wie ein seelisches Tiefdruckgebiet. Man verliert seine positiven Ziele aus den Augen, und häufig gibt man auf, ohne sich zu fragen, auf welchen alternativen Wegen sich das Ziel noch erreichen ließe. Meist vergisst man auch ganz, dass man bis zu dieser Stelle, an der man sich »verstiegen« hat, auf einen langen Weg zurückblicken kann, auf dem man schon so manche Schwierigkeit erfolgreich gemeistert hat. Solch eine »Zielblockade« kann einen leider überall und jederzeit ereilen, ob man sich noch am Anfang eines neuen Weges befindet oder ob man schon direkt unterhalb des Gipfels ist und glaubte, den Sieg bereits in der Tasche zu haben.

Es ist wichtig, Abstand zu gewinnen.

Das ist, wie wenn man mental auf seinem Weg ein kleines Stück zurückgeht, um die Stelle, an der es weitergeht, wiedererkennen zu können. Alternativen sieht man erst, wenn man zu einer gewissen mentalen Entspannung und gelockerten emotionalen Grundstimmung zurückfindet.

Dafür ist es hilfreich, sich eine Aus-Zeit zu gönnen, um aus einer veränderten Perspektive nochmals auf ein Problem schauen zu können. Manchmal reicht ein ausgedehnter Spaziergang durch den Stadtpark oder eine etwas längere Wanderung in der Natur, um wieder einen klaren Kopf zu bekommen. Manchmal braucht man eine längere Aus-Zeit oder in paar Tage Urlaub, um wieder den notwendigen Abstand zu einem Problem zu bekommen.

Um Alternativen erkennen zu können, sollte man in zwei Richtungen denken:

- »Auf welchen alternativen Wegen lässt sich ein bestimmtes Ziel erreichen?«
- »Welche alternativen Ziele gibt es, die attraktiv erscheinen?«

Um Alternativen zu einem Problemzustand zu erkennen, kann ein Gespräch mit einem Außenstehenden sehr hilfreich sein, weil in dem Moment, in dem man einen bestimmten Sachverhalt zusammenfassend darstellen möchte, man seine Gedanken dazu neu ordnen und sortieren muss.

Auf ein und denselben Berg führen immer unterschiedliche Wege. Häufig gibt es dort eine Wand, über die nur sehr geübte Kletterer zum Gipfel emporsteigen können, aber es gibt auch Pfade, auf denen Wanderer denselben Gipfel erreichen können.

Schritt 8: Die optimale Problemlösung

Um nicht im Zustand einer Problemfokussierung stecken zu bleiben, ist es wichtig, dass man sich angewöhnt, parallel zu den Problemen immer auch in Lösungen zu denken.

Obwohl dieser Schritt die letzte Stufe auf der Problemlösetreppe ist, kann man eine Problemlösung auch damit beginnen, dass man vordenkt, wie eine möglichst optimale Problemlösung aussehen könnte. Wichtig ist, diesen Zustand der optimalen Lebensgestaltung, wenn man das Problem oder die Schwierigkeiten, in denen man im Moment noch steckt, überwunden hat, visualisieren zu können, damit man ihn bildlich vor Augen hat. Bei den weiteren Problemlöseschritten werden diese Bilder einen dann begleiten und motivieren.

Positive Kommunikation – Grenzen markieren und Spannungen positiv auflösen

Der Schriftsteller Max Frisch hat in seinem Tagebuch einen sehr schönen Aufsatz zur positiven Kommunikation geschrieben mit dem Titel: »Du sollst dir kein Bildnis machen«. Darin beschreibt er anschaulich, dass wir uns meistens ein festes Bild von unseren Mitmenschen machen und dann nicht mehr mit ihnen in ihrer lebendigen Frische kommunizieren, sondern eigentlich nur noch mit den Bildern, die wir uns im Kopf von ihnen gemacht haben. In diesen Bildern halten wir sie letztendlich auch gefangen, lassen sie in unserer Bildergalerie erstarren und verstauben.

Positive Kommunikation heißt seinen Mitmenschen offenen Herzens zu begegnen. Das bedeutet bei jedem Kontakt wach und präsent zu sein für den Menschen, der da vor einem steht, damit man ihn in seinen Möglichkeiten und Potenzialen sehen kann und nicht nur in der Rolle, die er im Moment einnimmt.

Konstruktive Kommunikation heißt aber auch, dass man dort klare Grenzen setzt, wo es gilt, das eigene Herz zu schützen.

Ob es sich um berufliche oder private Probleme handelt, ein wichtiger Punkt zum erfolgreichen Problemlösen besteht darin, immer wieder das Gespräch zu suchen. Sein Herz zu öffnen bedeutet auch, sich im Gespräch genau dort offen zu zeigen, wo man glaubt, sich festgefahren zu haben, wo man keine Perspektive mehr erkennen kann, wo einem das Leben zu eng geworden ist.

Vielleicht sieht man sich mit beruflichen Leistungsanforderungen konfrontiert, die man glaubt, nicht bewältigen zu können. Oder es drücken einen finanzielle Sorgen. Oder ein lange schwelender Streit in der Partnerschaft.

Leitlinien zur positiven Kommunikation

Damit ein klärendes Gespräch nicht zu Missverständnissen führt und der Stress danach noch größer ist, sollte man sich an den Leitlinien zur positiven Kommunikation orientieren.

Klare Grenzen markieren – in Wertschätzung und Respekt

Es ist wichtig, klare Grenzen aufzuzeigen und diese auch verbal mitzuteilen.

- Wo sind die Dinge »aus dem Ruder gelaufen«, wo hat sich eine Lebenssituation so entwickelt, dass man sie nicht mehr ertragen möchte?
- Wo werden die Grenzen der Toleranz erreicht oder überschritten?
- Wo sind die Grenzen der eigenen Belastbarkeit erreicht oder überschritten?
- Was stört einen wirklich?
- Worin liegt das eigentliche Problem?

Über all diese Dinge kann man offen sprechen, in einer Haltung von gegenseitiger positiver Wertschätzung und Respekt. Ist diese Haltung nicht gegeben oder ist sie für den Gesprächspartner nicht wahrnehmbar, muss er zu Recht vermuten, dass kein ehrliches Interesse bei dem anderen besteht, das Gespräch für **beide** Parteien zu einer positiven und konstruktiven Lösung zu führen. Ohne eine aufrechte und ehrliche Haltung von Respekt und Wertschätzung für den anderen sind die weiteren hier angeführten Regeln zur positiven Kommunikation nur noch eingeschränkt wirksam.

Spannungen positiv auflösen – Sachargumente und Lösungsvorschläge

Es lassen sich immer unterschiedliche Standpunkte und Ansichten bezüglich einer Angelegenheit finden, und durch divergierende Interessenlagen sind Spannungen im Umgang der Beteiligten miteinander vorprogrammiert. Die Frage ist, ob ein grundsätzliches Interesse beider Parteien besteht, diese Spannungen positiv und konstruktiv gemeinsam zu lösen.

In einer Partnerschaft möchte der eine im Urlaub segeln gehen, der andere in den Bergen wandern. Wie geht man damit um?

Einem Abteilungsleiter wird Personal abgezogen, er hat aber schon jetzt das Gefühl, dass die Personaldecke zu dünn ist und er mit seiner Mannschaft die Arbeit nicht mehr bewältigen kann.

Für den einen ist Gentechnik Albtraum und Untergang, für den anderen zukunftsweisende Innovation und Segen der Menschheit.

Um auch in schwierige und scheinbar festgefahrene Situationen wieder Bewegung zu bringen, sollte man vor einem wichtigen Gespräch Sachargumente sammeln. Dann hat man im Gespräch einen guten Leitfaden, an dem man sich orientieren kann. Auf der Basis von Sachargumenten kann man erkennen, welche Lösungen es bereits gibt oder in welche Richtung man Lösungen anstreben kann. An den acht Schritten zum strategischen Problemlösen kann man sich gut orientieren, um gemeinsam zu einer Lösung zu kommen.

Kritik äußern können und kritikfähig bleiben

Natürlich wird es in einem Gespräch, in dem es um Veränderung und Problemlösungen geht, bei aller Wertschätzung und Respekt gegenüber dem anderen immer auch Punkte geben, wo man Kritik äußern oder auch »einstecken« muss. Dabei kann Kritik grundsätzlich hilfreich sein, um sich gegenseitig auf eine notwendige Kurskorrektur aufmerksam zu machen. Nur sollte sie dann so formuliert werden, dass sie nicht destruktiv ist, sondern dass sich eine Veränderungsperspektive daraus ableiten lässt. Wenn man selbst kritisiert wird, sollte man nicht gleich zum Gegenangriff übergehen oder in die Verteidigungsposition wechseln. Man sollte zunächst überprüfen, ob die Kritik berechtigt ist und sie einem helfen kann, sich auch weiterzuentwickeln.

Transparenz

Menschen haben ein grundsätzliches Bedürfnis, die Sinnhaftigkeit hinter Geschehnissen erkennen und einzelne Ereignisse in einen größeren und zusammenhängenden Rahmen einordnen zu können. Wenn man einander in Veränderungsprozessen konstruktiv begleiten will, sollte man bei jedem Schritt und jeder Maßnahme erklären, wozu sie dienen und wohin sie führen.

Wenn jemand in einer Partnerschaft mehr Freiräume für sich haben möchte, so wird das zu einer ernsthaften Krise führen, wenn er nun einfach anfängt, »sein Ding durchzuziehen«. Er sollte den Wunsch nach mehr Freiheit mit seiner Partnerin oder seinem Partner besprechen und dann erklären, wie er sich das Mehr an Freiheit konkret vorstellt.

Bei betrieblicher Umstrukturierung und Reorganisation ist es wichtig, die Mitarbeiter offen über die anstehenden Veränderungen zu informieren. Wenn Stellenabbau geplant ist, dann ist es besser, rechtzeitig und sachlich über notwendige Maßnahmen zu informieren, als dass die Mitarbeiter aus der »Gerüchteküche« davon erfahren. Mit Krisen können Menschen besser umgehen als mit Unehrlichkeit und Lügen.

Senden von Ich-Botschaften

Wenn Sie in einem Gespräch etwas ausdrücken wollen, dass Ihnen wirklich wichtig ist und am Herzen liegt, dann formulieren Sie es möglichst in Form von Ich-Botschaften. Sprechen Sie von Ihren Wahrnehmungen, Gedanken und Gefühlen, auf Drohgebärden und Schuldzuweisungen sollten Sie ganz verzichten.

Wechsel der Perspektive

Versuchen Sie sich einmal in die Lage Ihres Gesprächspartners zu versetzen. Wie wird sich das Problem aus seiner Sicht darstellen?

Lob und Anerkennung

Menschen wollen in dem, was sie leisten, gesehen werden. Lob und Anerkennung sind Balsam für Herz und Seele.

Das bedeutet, seinem Partner auch für kleine und scheinbar selbstverständliche Dinge und Verrichtungen zu danken und sich gegenseitig in dem zu sehen und anzuerkennen, was man Tag für Tag in Beruf und Familie leistet. Ein frisch gebügeltes Hemd oder frisch bezogene Betten sind allemal ein ausdrückliches Dankeschön wert und ein lecker gekochtes Essen sollte man auf keinen Fall ohne Lobpreisung verzehren. Einem Mitarbeiter für gute Leistung die Anerkennung auszusprechen, die er damit verdient hat, kostet keinen Cent und ist die beste Motivationsspritze.

Der konstruktive und gelassene Umgang mit Problemen und Schwierigkeiten

Es sind meistens nicht die Probleme an sich, die einen schier zur Verzweiflung bringen, sondern die Tatsache, dass wir nicht konstruktiv mit ihnen umgehen können. Ein strategisches Vorgehen bedeutet nicht, dass man jedes Problem schnell, leicht und locker lösen kann. Doch wenn man sich eine strategische Vorgehensweise angewöhnt, so führt dies mit der Zeit zu einem größeren Maß an Gelassenheit im Umgang mit Problemen und Schwierigkeiten. Das kann verhindern, dass man, wenn Problembarrieren auftauchen, »stecken bleibt«, resigniert und schließlich seine positiven Lebensziele ganz aus den Augen verliert.

Sie können die acht Schritte der Problemlösung: Definition des Problems; Bewertung und Interpretation des Problems; Prioritäten setzen; Organisation: Aufgaben- und Zeitplanung, Delegieren; Ressourcen, Kompetenzen, Stärken und Fähigkeiten ausloten; Hilfe von außen; Alternativen; optimale Problemlösung als Orientierungspunkte sehen, an denen man sich immer wieder sammeln und neu ausrichten kann.

Die Leitlinien zur positiven Kommunikation sind dabei besonders wichtig, weil nur Modelle der Kommunikation statt der Konfrontation uns weiterbringen werden, um Probleme gemeinsam konstruktiv zu lösen – in der Familie und Partnerschaft genauso wie im Umgang mit Kollegen, Vorgesetzten und Mitarbeitern, überall dort, wo unser tägliches Miteinander auch ein stetiges und gemeinsames Lösen von Problemen ist.

Probleme und Schwierigkeiten, Gefahren und Krisen gehören nun mal zu unserer Realität, sowohl zum individuellen Leben als auch zu den gesellschaftlichen Systemen. Entscheidend ist, ob wir einen konstruktiven oder destruktiven Umgang damit pflegen, ob wir sie auch immer wieder als Herausforderung und Chance zum Wandel und zur Weiterentwicklung erkennen und nutzen wollen oder sie nur als Gefahr und Bedrohung wahrnehmen, um mit Modellen der Angst darauf zu reagieren.

Richtet man all seine Aufmerksamkeit und Konzentration nur noch auf Negatives, auf Probleme, Krisen und mögliche Katastrophenszenarien, wird im Sinne der Tendenz sich selbst erfüllender Prophezeiungen auch eine Dynamik einsetzen, durch die später reale Entwicklungsprozesse in genau diese negative Richtung angestoßen werden. Dies gilt für den einzelnen Menschen genauso wie für die Dynamik von Prozessen in gesellschaftlichen Systemen.

Natürlich ist es wichtig, sowohl persönliche als auch gesellschaftliche Gefahren und Krisen rechtzeitig zu erkennen und klar darauf hinzuweisen. Noch wichtiger ist es aber, nicht darin stecken zu bleiben, sondern gemeinsam nach kreativen und intelligenten Lösungen zu suchen. Dabei wird es uns nicht weiterbringen, wenn wir versuchen, mit veralteten Denkmodellen, mit »Steinzeitmenschbewusstsein«, die neuen und komplexen Herausforderungen der Zukunft zu meistern. Darauf hatte Einstein hinweisen wollen, als er sagte: »Probleme lassen sich niemals mit derselben Denkweise lösen, durch die sie entstanden sind.«

Ein wichtiger Aspekt professioneller Psychotherapie besteht darin, dass man gemeinsam mit dem Klienten nach Wegen zur Problemlösung sucht, da seine Kräfte in diesem Moment nicht mehr ausreichen, um selbst einen Ausweg aus einer festgefahrenen Lebenssituation zu finden. An folgendem Fallbeispiel möchte ich aufzeigen, wie sich Probleme durch strategisches Vorgehen konkret lösen lassen.

Der Klient kam zu mir in die Sprechstunde, weil er nach seinem Herzinfarkt unter anhaltenden, ausgeprägten Phasen von Depression litt. Er schilderte mir Gefühle tiefer Traurigkeit und Mutlosigkeit, in allen Lebensbereichen war seine Stimmung gekennzeichnet von Hoffnungslosigkeit und Resignation. Er beschrieb sich selbst als lebensmüde, im wahrsten Sinne des Wortes war er des Lebens müde, er hatte sich »totgelaufen«. Er vertraute mir an, dass er nach einem Infarkt eine Zeit lang gehofft habe, dass nun alles aus sei und dass er sterben würde, empfand dabei aber keine Angst oder gar Panik, sondern hätte es in diesem Moment sogar als eine Befreiung empfunden, wenn er gestorben wäre. Jetzt wollte er zwar weiterleben und dachte auch keineswegs an Suizid, verspürte aber keinen Antrieb mehr und konnte in keiner Richtung positive Lebensziele erkennen, für die es sich gelohnt hätte, wieder gesund zu werden.

Auf meine Nachfrage, wobei er sich denn totgelaufen habe, erzählte er mir von der großen »Niederlage« seines Lebens, die dem Infarkt vorangegangen war. Er hatte sich als Handwerker selbstständig gemacht und sich über die Jahre eine gut gehende Firma aufgebaut. Er hatte immer sehr viel arbeiten müssen, um den Laden am Laufen zu halten, aber er war immer gut über die Runden gekommen und die Arbeit hatte ihm Spaß gemacht. Vor ein paar Jahren hatte er dann einen Großauftrag von einem Bauträger bekommen und war über einen längeren Zeitraum fast ausschließlich für diesen tätig gewesen. Als dieser dann Insolvenz anmeldete und die Handwerker nicht mehr bezahlte, hätten ihm die hohen Außenstände »das Genick« (das Herz) gebrochen. Später habe er dann selbst Insolvenz anmelden müssen. Nachdem er die Firma und die Maschinen verkauft hatte, war er zwar mit einem blauen Auge davongekommen, hatte nun aber das Gefühl, mit nichts dazustehen, dass all die Jahre der Mühe und der Plackerei umsonst gewesen waren. Er empfand dies als persönliches Versagen, er war einer, der es eben nicht geschafft hatte. Groß war die Wut auf den Bauträger, dem aber juristisch nicht beizukommen war.

Nachdem wir diese Vorgeschichte besprochen und uns dabei auch die Gefühle von Wut, Hilflosigkeit und eigenem »Versagen« angeschaut hatten, begannen wir mit einer schrittweisen Problemlösung. Zunächst machten wir eine mentale Übung, um positive Ziele zu visualisieren. Dabei kam klar heraus, dass er wieder arbeiten wollte und dass die Tätigkeit idealerweise auch wieder etwas mit Hausbau zu tun haben sollte.

Dann schauten wir uns die Problembarrieren auf dem Weg dorthin an. Er spürte nicht mehr die Kraft in sich, um sich ein weiteres Mal eine eigene Firma aufzubauen, auch glaubte er, bei den Banken nicht mehr kreditwür-

dig zu sein, und wollte auf keinen Fall um Geld betteln müssen. Eine Anstellung zu finden hielt er aber auch für mehr als unwahrscheinlich, denn das wüsste ja schließlich jeder, dass man in seinem Alter im Grunde genommen gar nicht mehr versuchen müsse, einen Job zu finden.

Angesichts dieser Problembarrieren machten wir uns an die Organisation der Jobsuche beziehungsweise daran, die Jobsuche als planbare Arbeit anzugehen, bei der eine strategische Vorgehensweise die Erfolgswahrscheinlichkeit drastisch erhöht. Wir setzten uns einen zeitlichen Rahmen von zunächst einem halben Jahr und überlegten, was alles für eine erfolgreiche Jobsuche zu planen ist. Um seine große »Niederlage« emotional wieder loslassen zu können, war es für ihn sehr wichtig, sich über seine Kompetenzen klar zu werden, die ja sehr hoch waren, denn schließlich hatte er über viele Jahre erfolgreich einen eigenen Betrieb geführt.

Wir überlegten, wo er Hilfe und Unterstützung finden konnte, und das brachte ihn auf die Idee, die alten Kontakte, die er in zahlreichen Firmen hatte und bei denen er gut angesehen war, zu nutzen. Die Überlegungen zu möglichen Alternativen brachte ihm die Flexibilität, sich von Konstanz bis Kiel nach einem ansprechenden Tätigkeitsfeld umzuschauen.

Seine Bemühungen wurden sehr bald belohnt. Von einem seiner angezapften Kontakte erfuhr er, dass in einer größeren Firma eine interessante Position frei würde, die gut zu ihm passen würde. Er stellte sich dort vor, bekam die Stelle mit dem positiven Nebeneffekt, dass er in seiner neuen Position mehr verdiente als früher in der Selbstständigkeit.

Zeit-Balance

Kein Sterblicher hat noch gesagt,
was die Zeit ist,
und kein Sterblicher weiß,
was die Zeit ist.

Adalbert Stifter
Dichter und Philosoph

Zeitstress, ständige Hetze und permanenter Termindruck sind die Hauptursachen dafür, dass es in den Industrienationen zu einem solch drastischen Anstieg an Herzinfarkten gekommen ist.

Geschichten aus dem »Land der Zeitlosen«: Da ist die Altenpflegerin, der die Zeit fehlt, einem alten Menschen auch mal zuzuhören, seine Hand zu nehmen und mit ihm zu sprechen, weil jede ihrer Leistungen im Minutentakt katalogisiert und abgerechnet wird. Oder der Hausmeister, der mehrere große Wohnanlagen allein betreut und bei dem beinahe im Minutentakt das Handy klingelt, ohne dass er eine Arbeit in Ruhe zu Ende bringen kann.

Dabei arbeiten die meisten Menschen eigentlich sehr gern, und es ist nicht die Arbeit an sich, die den Zeitstress mit sich bringt. Eine ständige Leistungsverdichtung bei gleichzeitiger Effizienzsteigerung hat in beinahe allen Berufen dazu geführt, dass viele Menschen sich bei der Ausübung ihrer Tätigkeit fühlen wie die Galeerensklaven, die im Angriffstempo um ihr Leben rudern, wobei irgend ein Obertrommler ihnen ständig noch den Takt erhöht.

Mein Großvater war ein einfacher Bauer mit einer kleinen Landwirtschaft. Da wurde im Sommer von Sonnenauf- bis Sonnenuntergang gearbeitet. Im immer gleichen Rhythmus und dem eigenen Maß an Zeit wurde das Vieh versorgt, wurden die Felder bestellt und wurde im Wald gearbeitet. Ich glaube nicht, dass mein Opa dabei unter Stress gelitten hat, denn viel Arbeit zu haben muss nicht bedeuten, dass man dabei auch Zeitstress hat.

Was hätte mein Großvater allerdings zu jemandem gesagt, der mit der Stoppuhr in der Hand am Feldrand gestanden und ihm nach jeder Furche, die er gepflügt hatte, zugerufen hätte: »Hey, das geht aber auch noch eine Minute schneller!«

Wir leben in einer Leistungsgesellschaft, und ein gesundes Leistungsdenken fördert durchaus die Entwicklung des Menschen. Doch wir folgen einem einseitig technisch geprägten Leistunsgedanken. Wenn Sie im Lexikon nachschlagen, was Leistung bedeutet, so finden Sie dort folgende Definition:

Leistung ist gleich Arbeit geteilt durch Zeit.

Wenn wir für eine Arbeitseinheit eine Stunde benötigen, so wäre das die volle Leistung. Benötigen wir für dieselbe Arbeit zwei Stunden, zeigen wir nur noch die halbe Leistung, bei vier Stunden nur noch ein Viertel und so weiter. Diese einseitige Orientierung am physikalischen Leistungsbegriff hat dazu geführt, dass der Zeittakt in der Arbeitswelt immer höher wird. Was dadurch verloren geht, ist ein Gefühl von Weite in der Zeit, das Gefühl, genug Zeit zu haben.

Was ist mit der Leistung des Arztes, der sich die Zeit nimmt, in Ruhe mit seinen Patienten zu sprechen? Die taucht in seinem zeitlich engen Abrechnungskatalog nicht auf. Im Alltagsjargon einer Klinik hört man dann Aussagen wie: »Wir müssen den Patientendurchlauf optimieren, unsere Schlagzahl in der Chirurgie erhöhen.« Wie aber will man die zeitliche Leistung einer Hausfrau und Mutter beurteilen, die jeden Tag 14 Stunden für ihre Familie da ist? Oder die Zeit, die ein Künstler in seiner kreativen Schaffensphase braucht, damit sein Werk reif wird?

Doch auch wenn wir in unserer modernen Industriegesellschaft manchmal das Gefühl haben, dass die Herren von der

Zeitsparkasse umgehen, die den Menschen ihre wertvolle Lebenszeit stehlen wollen, so liegt die Lösung des Zeitproblems allein darin, zu erkennen, dass Zeit nur in unserem Bewusstsein entsteht und vergeht.

Das Rad der Zeit dreht sich erst dann immer schneller, wenn wir es selbst nicht mehr zum Stillstand bringen.

Das geschieht, wenn wir uns mit unserem Bewusstsein an diesen einseitigen und eng getakteten Leistungsgedanken angepasst haben. Das Gefühl für den eigenen Rhythmus in der Zeit geht dann verloren.

Das Herz ist unser Zeit-Organ

Unser Herz arbeitet im beständigen Rhythmus von Anspannung und Entspannung. Dort wo Rhythmus ist, entsteht Zeit, unsere eigene Lebenszeit.

Herzgesundes Zeiterleben bedeutet, in einen Zustand von entspannter Konzentration zu kommen, um so ein Gefühl von Weite und Freiheit in der Zeit wieder zu erlangen. Auch in einer Haltung von entspannter Konzentration kann man effektiv arbeiten und Projekte zielstrebig verfolgen, ohne in den Zustand einer Zeitverkrampfung zu kommen.

Denn wenn wir das Herz als unser Zeitorgan verstehen, dann begreifen wir auch, dass ein Herzinfarkt oft nichts anderes ist als der organische Ausdruck für eine Verkrampfung in der Zeit. Deshalb sollte eine wirksame Therapie zum Schutz vor Herzinfarkt oder zur Heilung des Herzens nach einem Infarkt immer auch eine Therapie des eigenen Zeiterlebens beinhalten.

Bevor ich Wege zum herzgesunden Zeiterleben aufzeige, möchte ich noch einige bedeutsame Philosophien über die Zeit näher beleuchten, um einen Eindruck vom wahren Wesen der Zeit vermitteln zu können.

Bewusstsein und Zeit

Der englische Naturphilosoph, Mathematiker und Physiker Isaac Newton (1634–1705) schrieb, ganz im Sinne des aufklärerischen Geistes seiner Epoche, über die Zeit Folgendes: »Die Zeit ist eine messbare Größe. Sie kann daher genauso in Zahl, Maß, Takt und Frequenz beschrieben werden wie andere Zustände in der Physik.«

Sein philosophischer Zeitgenosse Gottfried Wilhelm Leibniz (1646–1716), ebenfalls Naturphilosoph, Mathematiker und Universalgelehrter, schrieb über die Zeit: »Zeit kann in ihrer wahren Substanz niemals gemessen werden. Sie kann nur als an erlebte Inhalte gebunden erfahren werden.«

Albert Einstein (1875–1955) entdeckte, dass die Zeit relativ ist. Seitdem wissen wir, dass Zeit als feste Größe nicht existiert, sondern dass unsere Wahrnehmung von Zeit immer in Relation zur Bewegung im Raum zu setzen ist. Wie schnell oder wie langsam die Zeit vergeht, hängt davon ab, wie schnell oder wie langsam wir uns in Relation zu einem Menschen oder einem Gegenstand bewegen.

Eine besonders klarsichtige Philosophie über die Zeit formulierte der Schweizer Philosoph Jean Gebser (1905–1973). Gebser »entdeckte«, dass es unterschiedliche Formen des Zeiterlebens gibt und dass diese von unterschiedlichen Epochen der Entwicklung des menschlichen Bewusstseins abhängen. An den Anfang der Bewusstseinsentwicklung setzt Gebser das archaische Bewusstsein. Es ist das Bewusstsein vom Urzustand der Welt und des Alls; es ist grenzenlos und kosmisch. Zeit ist auf dieser Bewusstseinsebene noch nicht existent, allenfalls könnte man sie als eine anfangslose und gleichzeitig endlose Zeit umschreiben, als Zeit vor Beginn des Universums und Zeit nach dessen Ende.

Aus archaischen Zuständen heraus hat der Mensch ein magisches Bewusstsein entwickelt. Es ist dies die Zeit der ersten, frühen menschlichen Kulturen. Magisches Bewusstsein ist das Bewusstsein des Steinzeitmenschen in uns. Der Mensch ist noch Ich-los und lebt im Wir des Stammesverbands. Er ist ganz bezogen auf seine Vitalkräfte, seinen Trieb und Instinkt. Die magische Zeit ist eine naturnahe Zeit, sie wird bestimmt vom Rhythmus der Natur, wie er sich im Wechsel der Tages- und Nachtzeiten oder im Wandel der Jahreszeiten ausdrückt.

Als nächste Entwicklungsstufe des Menschen beschreibt Gebser ein mythisches Bewusstsein. Im mythischen Bewusstsein tritt der Mensch in Dialog mit den Göttern. Er fühlt sich verbunden mit seiner Ahnenwelt und eingebettet in göttliches Wirken. In der griechischen Mythologie mit ihren Göttergeschichten lässt sich das mythische Bewusstsein wiederfinden. Mythische Zeit ist eine kreishaft polare, sich schließende Zeit, da jeder Anfang immer auf das Ende bezogen ist und jedem Ende gleichzeitig ein neuer Anfang innewohnt. Mythische Zeit vermittelt dadurch ein Gefühl von Geborgenheit in der Zeit.

Da Gebser versucht hat, mit seiner Philosophie auch eine allgemeine Psychosomatik zu entwickeln, ordnet er jedem der Bewusstseinszustände bestimmte Körperorgane zu. Aufgrund der kreishaft geschlossenen Gestalt der Zeit im Mythischen ordnet er das Herz-Kreislauf-System dem Mythischen zu. Wenn man der Gebserschen Lehre folgen mag, so kann man die Herz- und Kreislauferkrankungen immer auch als eine Störung im mythischen Bereich der Seele verstehen.

Als vorerst letzte Bewusstseinsstruktur hat sich das mentale Bewusstsein entwickelt. Wir modernen Menschen heute sind überwiegend mentale oder rationale Menschen. Ausgehend von der griechischen Philosophie, der römischen Rechts- und der jüdischen beziehungsweise arabischen Heilslehre erfolgte dann durch die Aufklärung im 17. und 18. Jahrhundert die weitgehende Säkularisierung der Welt. Ein mechanistisch geprägtes Weltbild setzt sich durch, Fortschritt und Materialismus werden zum Ersatz für den Glauben. Der Mensch entwickelt ein stark ausgeprägtes Ich-Bewusstsein und lebt überwiegend in einer Individualwelt. Das betonte Organ im Mentalen ist das Gehirn, der Mensch wird zum Informationsmenschen. Die mentale Zeit ist die physikalische Zeit, die messbare und getaktete Uhrenzeit.

Die Gebsersche Philosophie ist in keiner Weise technik- oder fortschrittsfeindlich. Das mentale oder rationale Bewusstsein ist nicht mehr und nicht weniger als die logische Entwicklung aus den vorangegangenen Strukturen. Und man darf die Gebsersche Philosophie auch nicht als ein lineares Entwicklungsmodell missverstehen (lineares Denken ist immer ein Ausdruck des mentalen Geistes). Gebser geht davon aus, dass auch im Mentalen die anderen Bewusstseinsstrukturen immer noch in uns vorhanden und latent auch wirksam sind.

Seit der Erfindung der Dampfmaschine ist der Mensch in der Lage, Welt und Raum immer schneller zu erobern. Daran ist an sich noch nichts falsch, versteht man das zunehmende Maß an Beschleunigung einfach als Ausdruck eines »wachsenden« mentalen Geistes. Eine Gefahr kann nach Gebser erst dann entstehen, wenn das rationale Bewusstsein derart dominant wird, dass die anderen Bewusstseinsstrukturen in uns »absterben«. Und da wir seit Einstein wissen, dass die Zeit umso schneller vergeht, je schneller wir uns in Relation zu einem Gegenstand oder einem Menschen bewegen, erwächst erst aus einem einseitigen, ultra-rationalen Bewusstsein das Gefühl unendlich zunehmender Beschleunigung bei gleichzeitiger Zeitlosigkeit.

Ob das, was ich Ihnen über die Gebsersche Philosophie erzähle, stimmt, können Sie ganz leicht selbst überprüfen. In den Industrienationen sind wir heute umgeben von Technik und Informationselektronik. Gedacht waren diese technischen Hilfsmittel als »Zeitsparmaschinen«. Wenn jeder Haushalt erst einmal mit Waschmaschine und Geschirrspüler versorgt sei, wenn Haushaltsroboter uns von der Sklavenarbeit der Hausarbeit befreit hätten, so die Grundidee, dann hätten die Menschen endlich Zeit für Müßiggang, Zeit, sich mit den wirklich wichtigen Dingen des Lebens zu beschäftigen. Doch mit wie viel Technik sind wir heute umgeben und haben wir dadurch das Gefühl, mehr Zeit zu haben?

Letztendlich ist die Philosophie von Zeit und Bewusstsein von Jean Gebser nichts anderes als ein Aufruf zum Mut zur Gegenwart. Denn nur wenn wir gegenwärtig sind, wenn wir uns selbst immer wieder aus der linearen und beschleunigten Zeit herausnehmen, können wir verhindern, dass wir uns von unseren mythischen, magischen und archaischen Wurzeln abschneiden.

Mut zur Gegenwart kann bedeuten, dass man sich mit Fragen des Glaubens beschäftigt, dass man sich Zeit nimmt, um eine religiöse oder spirituelle Praxis zu üben, damit ein Gefühl von Geborgenheit in der Zeit in einem wachsen kann. Mut zur Gegenwart kann auch bedeuten, dass man auf seinem Weg zur oder von der Arbeit ein paar U-Bahn-Stationen früher aussteigt, um noch einen Gang durch den Stadtpark zu machen. So kann man die Bäume und die Natur im Wandel der Jahreszeiten beobachten und bleibt in Kontakt mit seinem magischen, naturzeithaften Gefühl. Oder man verbringt ein Wochenende mit seinen Kindern im Wald, um mal wieder der Natur, Sonne, Wolken, Wind und Regen ausgesetzt zu sein und, wie der magische Mensch, den Geräuschen des Waldes zu lauschen.

Gebser gibt in seiner Philosophie auch einen Ausblick darauf, welche Qualitäten eine neue Bewusstseinstruktur haben muss, die das mentale Bewusstsein ablösen oder überwinden kann. Diese neue Struktur bezeichnet er als das integrale Bewusstsein. Im integralen Bewusstsein sind alle anderen Bewusstseinszustände latent wirksam, und dennoch verfügt der integrale Mensch über ganz neue Bewusstseinsqualitäten. Um diese neue Bewusstseinsstruktur auszuprägen, muss er ein neues Zeitbewusstsein entwickeln, in dem die Zeit für ihn als neue und eigenständige, als vierte Dimension erfahrbar wird, losgelöst von den Dimensionen des Raumes. Diesen Zustand nennt Gebser Zeit-Freiheit.

Zeitfreiheit bedeutet zu erkennen, dass nicht die Zeit sich bewegt, sondern dass allein unser Bewusstsein von der Zeit sich bewegt.

Zeiten und Aus-Zeiten

Anhand der verschiedenen Philosophien über die Zeit wird deutlich, dass Zeit als feste oder berechenbare Größe gar nicht existiert, sondern immer ein Phänomen des Bewusstseins ist. Das heißt, es gibt unterschiedliche Formen beziehungsweise unterschiedliche Erlebensmöglichkeiten von Zeit.

Lineare Zeit

Wir mentalen und rationalen Menschen der Gegenwart erleben Zeit überwiegend in einer Form von linearem Zeitbewusstsein. An einem Punkt in der Vergangenheit sind wir geboren, es folgt unsere biographische Geschichte mit all ihren Einflüssen der Sozialisation und wir bewegen uns in Richtung Zukunft, verfolgen Ziele, Projekte und Visionen, leben letztendlich immer auf einen finalen Endpunkt hin, und was danach kommt, weiß niemand. In der linearen Zeit bewegen wir uns zwar auch durch die Gegenwart, sind dabei aber in den seltensten Momenten wirklich gegenwärtig. Wir verweilen mit unseren Gedanken entweder beim Gestern oder sind mit dem Morgen beschäftigt.

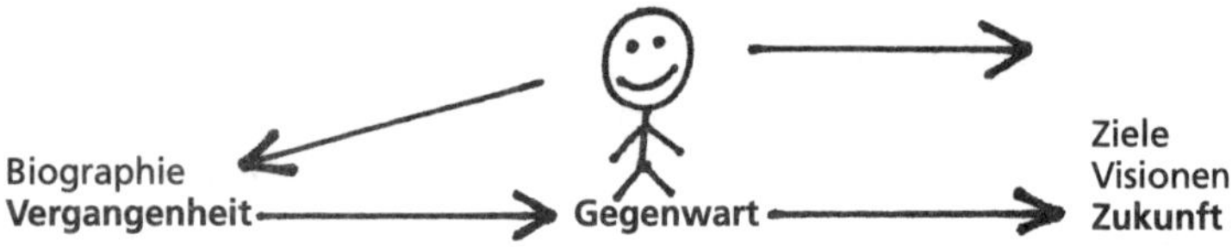

Rasende Zeit

Dadurch, dass wir uns überwiegend mit in einem linearen Zeitbewusstsein bewegen, kann es überhaupt erst zum Gefühl der rasenden Zeit kommen. Wenn wir die Bewegung im Linearen weiter aufsplitten, ergibt sich Folgendes: Wir gehen unserer Arbeit und beruflichen Tätigkeit nach, oft verfolgen wir mit unserem Leben auch noch andere Projekte und Ziele, daneben sind wir meist noch in alltägliche Aufgaben und Pflichten eingebunden. Wenn in dieser linearen Bewegung in der Zeit eine Aktivität die nächste jagt und wir zusätzlich auch noch unter stetem Termin- und Zeitdruck stehen (oder uns selbst permanent unter Zeitdruck setzen), dann leiden wir unter dem Gefühl, dass die Zeit rast. Wir haben das Gefühl, im ICE-Tempo durch unser Leben zu rasen, wobei das wahre Leben, wie die Landschaft außerhalb des Zuges, nur noch an uns vorbeifliegt.

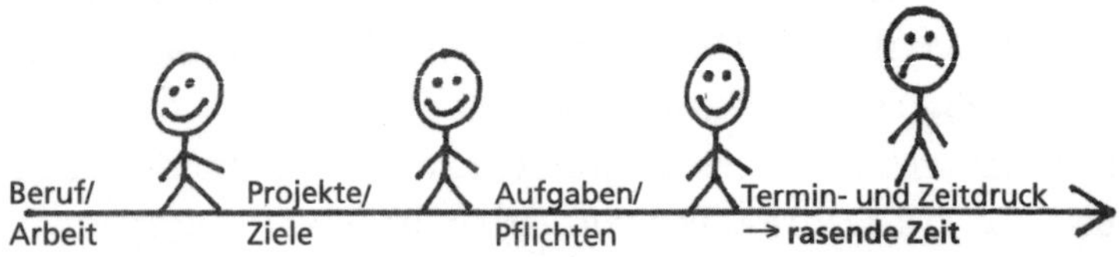

Wenn Sie permanent unter Termin- und Zeitdruck stehen, wenn Sie stets das Gefühl haben, die Zeit rennt Ihnen davon, dann sollten Sie als Sofortmaßnahme, sozusagen als erste Hilfe gegen Zeitstress, das strategische Problemlösen konsequent auf das Zeiterleben anwenden. Folgende Fragen sind dabei hilfreich:

- »Bin ich gut organisiert?«
- »Konzentriere ich mich auf das Wesentliche? Setze ich die richtigen Prioritäten?«
- »Was ist jetzt wirklich wichtig? Was ist mir wirklich wichtig?«
- »Sind die Grenzen meiner zeitlichen Belastbarkeit erreicht, und muss ich das Gespräch hierüber suchen?«
- »Brauche ich Hilfe und Unterstützung von außen? Ist Delegieren möglich?«

Das strategische Problemlösen zur Reduktion von Zeitstress wird dafür sorgen, dass Sie wieder mehr Luft und Freiraum im Zeiterleben bekommen. Sie werden dadurch allerdings nicht dauerhaft das Gefühl haben, wirklich mehr Zeit zu haben.

Eine Veränderung des negativen und angespannten Zeiterlebens entsteht nur, wenn wir ein neues Bewusstsein für unsere eigene Bewegung in der Zeit entwickeln.

Daher ist es wichtig, dass wir uns neben der schnellen und linearen Bewegung in der Zeit ein Gefühl für die Gegenwarts-Zeit bewahren. Im Erleben der Gegenwarts-Zeit kann man erkennen, dass es gar nicht um ein Mehr an Zeit, also um Quantität geht, sondern darum, welche Qualität unser Leben in diesem Moment hat. Gegenwarts-Zeit führt zu Entschleunigung, führt zum Erleben, in den wichtigen »Zeitlandschaften« seines Lebens innehalten und verweilen zu können. So hat man nicht das Gefühl, dass das wahre Leben vorbeirauscht.

Gegenwarts-Zeit

Natürlich haben wir eine Vergangenheit, eine Geschichte, und wir verfolgen Ziele, versuchen Visionen zu verwirklichen, das heißt, wir bewegen uns in Richtung Zukunft. Aber nur in der Gegenwart findet unser Leben wirklich statt. Unser Erleben in der Gegenwart beeinflusst die Erinnerung an unsere Vergangenheit und bestimmt unsere Zukunft.

Wenn ich in der Gegenwart Freude erlebe, werde ich mich auch an mehr freudige Situationen in der Vergangenheit erinnern. Und Freude und ein positives Lebensgefühl in der Gegenwart öffnen unseren Geist für positive Ziele und positive Visionen in der Zukunft.

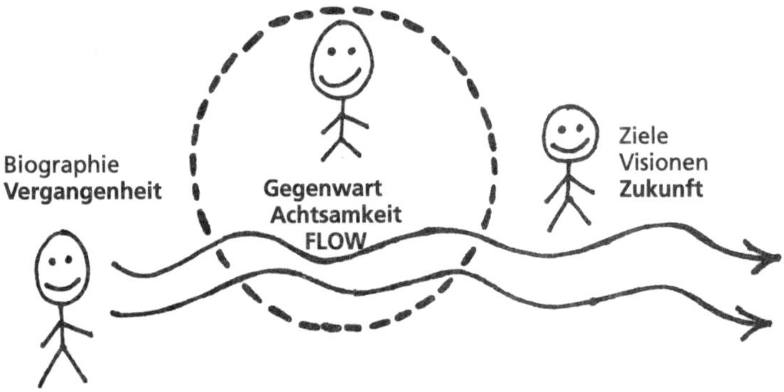

Gegenwarts-Zeit bedeutet wirklich präsent zu sein, im Kontakt mit seinen Mitmenschen, mit seiner Familie und bei der Arbeit, damit man wach und konzentriert ist und mit ganzem Herzen seine Aufgaben erfüllen kann. Gegenwarts-Zeit bedeutet jeden Tag bewusst zu erleben.

Nur in der Gegenwart bleibt man offen für Neues und ist frei für Wandlung. In den Momenten, in denen man sich wirklich auf die Gegenwart einlassen kann, kann man auch die Magie des Lebens wieder spüren. Es sind die Momente, in denen scheinbar kleine Wunder passieren. Sie haben mit Sicherheit selbst schon erlebt, dass ein Gespräch in dem Moment, in dem Sie sich voll und ganz auf Ihr Gegenüber eingelassen haben, plötzlich eine andere Wendung genommen hat als erwartet. Vielleicht sind Sie einfach einen Moment länger mit jemandem in Kontakt geblieben als ursprünglich beabsichtigt, und plötzlich bekamen Sie von ihm eine ganz wichtige Information, die Ihnen entscheidend weitergeholfen hat.

Vielleicht kennen Sie ja das Gefühl, dass sich im Erwachsenenalter immer mal wieder einschleicht. Man meint, das eigene Leben sei wie ein Roman, von dem man die Hälfte oder mehr gelesen hat, und irgendwie weiß man auch schon, wie die Geschichte weitergehen und wie sie wahrscheinlich enden wird. Sterbenslangweilig im wahrsten Sinne des Wortes. Denn würden Sie ein Buch wirklich weiterlesen, wenn Sie wüssten, wie es in den nächsten Kapiteln weitergeht und wie die Geschichte endet?

Unsere Zukunft steht niemals fest, sondern wird in jedem einzelnen Moment der Gegenwart neu geboren und sie wächst durch die Achtsamkeit für das Leben in jedem einzelnen Augenblick.

In der Gegenwarts-Zeit verändert sich die Wahrnehmung für die eigene Bewegung in der Zeit. Anstelle des ewigen Rennens und des Gefühls ständiger Zeitknappheit stellt sich ein Empfinden von »FLOW« ein, es ist, als fließe die Zeit. Wenn man im Job etwas sehr gern macht und voll und ganz darauf konzentriert ist, merkt man gar nicht, wie die Zeit vergeht. Oder wenn man einen guten Roman liest und die Geschichte einen ganz in ihren Bann zieht. Oder wenn ein Musiker mit voller Konzentration ein schwieriges Musikstück spielt und es ihm nach langem Üben dann fehlerfrei gelingt. All das sind Momente, in denen wir ein Gefühl von »FLOW« erleben können.

FLOW kann man auch als einen Zustand von entspannter Konzentration beschreiben. In der Praxisanleitung zum mentalen Training (siehe Seite 103) können Sie nachlesen, wie man sein Bewusstsein so trainiert, dass es in einen Zustand entspannter Konzentration gelangt. Dort finden Sie auch eine mentale Übung zum besseren Umgang mit Zeitstress, Termindruck und Hetze.

Zeit-Balance

Zeit-Balance bedeutet, die richtige Balance zwischen linearer, schneller Zeit und Gegenwarts-Zeit zu finden.

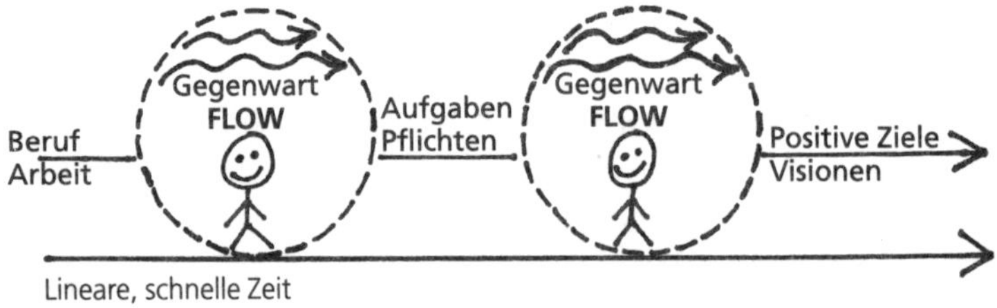

Buddhistischen Mönchen, die sich im Zen-Kloster ausschließlich der Meditation widmen, gelingt es vielleicht, ihr Leben in vollkommener Präsenz und Achtsamkeit zu leben. Für die meisten von uns, deren Alltag sich ja doch ein bisschen anders gestaltet als jenes in der Stille und Abgeschiedenheit eines Zen-Klosters, ist das meist ein viel zu hoher Anspruch. Für ein herzgesundes Zeiterleben ist es aber auch gar nicht notwendig, dass Sie versuchen, Ihr Leben fortan nur noch in der absoluten Präsenz der Gegenwart zu leben. Es ist nicht schlecht, sich in der linearen und schnellen Zeit zu beschleunigen, denn schließlich bieten uns sowohl unsere modernen Fortbewegungsmittel als auch die Kommunikationstechnologien alle Möglichkeiten dazu. Die damit verbundenen Chancen nicht zu nutzen, hieße in rückwärtsgewandtem Denken zu erstarren. Und manchmal ist es bei der Organisation des eigenen Alltags ja auch gut und hilfreich, schnell zu sein.

Um dabei aber nicht irgendwann unter der »Zeit-Beschleunigungs-Krankheit« zu leiden, ist es von Bedeutung, im eigenen Zeiterleben rechtzeitig auf die Bremse zu treten. Wichtig ist, dass wir die Gegenwart nicht so weit aus unserem Leben ausklammern, dass wir sie irgendwann nicht mehr wahrnehmen und letztendlich auch gar nicht mehr ertragen können. Mit einem Gefühl für die richtige Zeit-Balance kann man sich in einem linearen und schnellen Zeitbewusstsein bewegen, ohne den Kontakt zur Gegenwart zu verlieren.

So kann man in der Zeit »zurückschauen«, um seine Vergangenheit mitzunehmen. Man kann seinen Blick nach vorne richten, um sich mit seinen zukünftigen Zielen und Visionen zu verbinden. Gleichzeitig weiß man, dass das Leben nur in diesem Moment, in diesem Atemzug, in diesem Herzschlag, in dieser Tätigkeit, in dieser Begegnung wirklich, konkret und real ist.

Aus-Zeiten und Zeit-Oasen

**Auch die längste Wüste lässt sich durchwandern,
wenn man weiß, wo die Oasen sind.**

Um auf seinem Weg nicht in einer Wüste aus Zeitlosigkeit zu verdursten, ist es wichtig, sich regelmäßig eine Rast in seinen Zeit-Oasen zu gönnen, um dort frische Kraft zu schöpfen und neuen Mut zu tanken.

Alles was Sie im Kapitel über Lebensfreude und Selbstbelohnung gelernt haben, die Strategien zur aktiven und passiven Entspannung, sind gute Möglichkeiten, um Zeit-Balance zu bewahren und den Kontakt zur Gegenwart nicht zu verlieren.

Wo oder wie man im Leben auch tätig oder eingespannt ist, damit das Herz gesund bleiben oder damit es wieder gesund werden kann, ist es wichtig, seine Zeit-Oasen zu pflegen und sich selbst diese Frei-Zeiten einzuräumen.

Folgendes Fallbeispiel zeigt, wie ein herzgesundes Leben aussehen kann.

Die Klientin kam nach ihrem Herzinfarkt in meine Sprechstunde. Als Risikofaktor gab sie nur beruflichen Stress an. Sie war normalgewichtig, Nichtraucherin und hatte keine erhöhten Cholesterinwerte. Ihr Familienleben und die Beziehung zu ihrem Mann beschrieb sie als stabil und überwiegend harmonisch. Auf die Frage, was sie unter großem Stress im Beruf verstehe, kam spontan als Antwort: »Der Zeitstress bringt mich um!«

Sie arbeitete in einem Hotel und war dort verantwortlich für die Organisation und den reibungslosen Ablauf von Tagungen, Kongressen und anderen Großveranstaltungen. Ihre Arbeitszeiten hatte sie ins Grenzenlose ausgedehnt und so war es keine Seltenheit, dass sie an mehreren Tagen in der Woche vom frühen Vormittag bis in die späte Nacht hinein, oft auch bis deutlich nach Mitternacht, arbeitete. Wenn sie dann um ein oder zwei Uhr morgens »total erschossen« nach Hause kam, konnte sie meistens nicht schlafen, und so sollten wenige Stunden »Dämmerschlaf« in den Morgenstunden ausreichen, um sich wieder fit zu machen. Sie hatte zwar qualifizierte Mitarbeiter, die ihr zuarbeiten und sie auch vertreten konnten, aber sie wollte bei jeder Veranstaltung möglichst von Anfang bis Ende persönlich anwesend sein.

Als wir uns diesen Punkt, warum es ihr so schwer fiel zu delegieren, genau anschauten, kam heraus, dass sie große Angst vor Fehlern hatte. Unterschwellig litt sie unter einer ständigen Angst, irgendetwas »ganz Schlimmes« könne aus dem Ruder laufen, wenn sie nicht ständig die Kontrolle über alles behielt. So rannte sie Tag und Nacht herum wie ein aufgescheuchtes Huhn, um zu überprüfen, ob auch noch die letzte Kaffeetasse am letzten Stehtisch im hintersten Winkel des Gebäudes abgeräumt war. Obwohl sie sich über die Jahre einen ganzen Ordner mit Briefen angelegt hatte, in denen große Unternehmen sich bei ihr persönlich für den hervorragenden und reibungslosen Ablauf ihrer Veranstaltung bedankten, blieb die Angst, dass die »eine Kaffeetasse in der hintersten Ecke« ihr zum Verhängnis werden könnte. Als wir uns diese Angst vor Fehlern näher anschauten, stellte sich heraus, dass es Konflikte mit einem Vorgesetzten gab. Sie vermutete, dass er sie loswerden wolle, um sie durch einen Jün-

geren und Billigeren ersetzen zu können. Das Verhältnis zu ihren Kollegen beschrieb sie als gut und herzlich.

Die Zeittherapie in unseren Beratungsgesprächen sah folgendermaßen aus: Nachdem wir die Problempunkte identifiziert hatten, machten wir ein mentales Training mit einer Visualisierung, wie sie ihren Arbeitsalltag wieder mit Freude und vor allem wieder im eigenen Zeit-Rhythmus begehen konnte.

An konkreten Veränderungen überlegten wir, wie sie ihre Arbeitszeit auf ein vertretbares Maß reduzieren könnte, indem sie lernen würde, Arbeit zu delegieren. Dann suchten wir nach Freizeitbetätigungen, bei denen sie wirklich Ruhe fand und vom Stress regenerieren konnte. Sie lebte in einem Haus mit einem schönen Garten, konnte sich aber nicht daran erinnern, wann sie das letzte Mal faul auf der Terrasse gelegen und ein gutes Buch gelesen hatte. So machten wir im Sommer möglichst einen freien Gartentag pro Woche zur »Pflicht«.

Neben diesen individuellen Maßnahmen zur Veränderung des eigenen Zeiterlebens wollte sie mit ihrem Vorgesetzten ein Gespräch bezüglich der Einhaltung von Grenzen zeitlicher Belastbarkeit führen, bevor sie die Arbeit wieder aufnehmen würde.

Die Mystik des Herzens

Ein ZEN-Mönch fragte seinen Meister
nach dem Wesen der Erleuchtung.
Da antwortet dieser:
Vor der Erleuchtung
gehst du Wasser holen,
hackst das Holz,
machst du Feuer
und kochst deinen Reis.
Nach der Erleuchtung
gehst du Wasser holen,
hackst das Holz,
machst du Feuer
und kochst deinen Reis.
ZEN-Weisheit

Die meisten Häuser in dem kleinen Dorf, in dem mein Großvater seinen Bauernhof hatte, tragen in einem Balken über der Eingangstür einen Spruch aus der Bibel. Wie tapfer oder fleißig die Leute früher auch waren, mit diesen Worten bewahrten sie sich ein Gespür dafür, dass ihr Leben nicht nur aus ihrer eigenen Schaffenskraft heraus entstehen und bestehen konnte, sondern dass sie auch von anderen Kräften und Mächten abhängig waren.

Es war ihre tägliche Erfahrung, dass ein Hagel die ganze Ernte vernichten konnte, das Vieh konnte an einer Seuche zugrunde gehen, und als die Kinder noch zu Hause geboren wurden, gab es eine hohe Sterblichkeitsrate unter den Frauen und den Neugeborenen. Die Menschen fühlten sich den Naturgewalten ausgeliefert, sie lebten im Wechsel der Jahreszeiten und waren viel unmittelbarer und direkter berührt vom Kreislauf aus Leben und Tod. So suchten sie Trost und Halt im Glauben und in der Religion. In einer Haltung bäuerlicher Frömmigkeit fühlten sie sich eingebunden in den großen Kreislauf des Seins.

Ein Herzinfarkt ist eine Erkrankung des ganzen Herz-Kreislauf-Systems, denn er entsteht in dem Moment, in dem sich eine oder mehrere Koronararterien verschließen, das Herz an dieser Stelle vom Blutkreislauf abgeschnitten wird und der Teil des Herzmuskels, der unterhalb dieser Stelle liegt, nicht mehr mit Blut und Sauerstoff versorgt werden kann. Wenn man davon ausgeht, dass eine Krankheit neben den rein physiologischen Prozessen, die ihr zugrunde liegen, und den psychologischen Komponenten auch eine spirituelle Dimension hat, dann lohnt es sich die Frage zu untersuchen, wo oder in welcher Form man den großen Kreislauf allen Seins wahrnehmen und spüren kann und ob man selbst von dieser spirituellen Dimension berührt wird.

Spiritualität erfahren – eingebunden in den großen Kreislauf

Für den mentalen oder rationalen Menschen kann der Glaube an Technik und Fortschritt zur Ersatzreligion werden. Dadurch schneidet er sich von seinen religiösen oder spirituellen Wurzeln ab. Aber auch wenn ein einseitig mentaler, rationaler Geist die anderen Ebenen des Bewusstseins stark dominiert, jeder Mensch ist auch ein spiritueller Mensch. Ob man sich dessen nun »bewusst« ist, also einen näheren und direkteren Kontakt zur spirituellen Dimension des Lebens spürt, oder ob man durch Erziehung, Sozialisation und die jeweilige Kultur und Gesellschaft, in der man sich bewegt, keinen unmittelbaren und direkten Zugang mehr dazu hat.

Bei den meisten Menschen ist es allerdings so, dass sie sich ihre Intuition dafür bewahrt haben, dass es mehr Dimensionen des Bewusstseins gibt als sich mit dem rein rationalen Verstand fassen lässt.

Die meisten Menschen verspüren eine Sehnsucht im Herzen, sich von der spirituellen Dimension des Seins berühren zu lassen.

Nur scheint dabei die traditionelle, christliche Form allein die Menschen in der Gegenwart nicht mehr ausreichend und tief genug zu berühren. Die wenigsten Menschen gehen heute noch zum Sonntagsgottesdienst in die Kirche, was nicht heißen soll, dass dies kein guter Weg ist. Aber die Menschen sind heute auf der Suche nach Wegen einer persönlich erfahrbaren Spiritualität, die das ganze Sein, das Wesen des Menschen als Ganzes durchdringt.

Mystische Erfahrung im Sinne eines »Einheitserlebnisses«, ist jedoch in der althergebrachten Form des Gottesdienstes für die meisten Menschen nicht erfahrbar.

Der große »Hunger nach Spiritualität« kann von der Institution Kirche allein nicht gestillt werden. Und so werden Glaube und Religion sich zukünftig weit offener und pluralistischer gestalten, bis sich daraus wieder neue und vielleicht auch wieder allgemein verbindlichere Formen herauskristallisieren werden.

Es ist zu beobachten, dass sich immer mehr Menschen auf die Suche nach ihrem spirituellen Weg begeben. Deshalb lässt sich eine Hoffnung formulieren, dass in den Gesellschaften der Zukunft wieder ein Gefühl für die Mystik des Lebens zum Klingen kommt, dass die Menschen der Zukunft sich geborgen fühlen im großen Kreislauf der Natur von Geburt und Tod, Welt und All.

Im Folgenden möchte ich einen Überblick geben über unterschiedliche Traditionen und Schulen meditativer Praxis. Ich möchte Ihnen damit Wege zu einer erfahrbaren Form von Spiritualität aufzeigen. Wege, auf denen man auch als erwachsener Mensch sein Herz für das Wunder des Lebens öffnen und sich das Staunen über die Welt bewahren kann.

Traditionen und Schulen meditativer Praxis

Bei den hier beschriebenen Übungswegen in die meditative Praxis handelt es sich um altehrwürdige Wege, die den Menschen seit vielen Jahrhunderten, zum Teil seit Jahrtausenden, geistige Orientierung geben. Man kann sich diesen alten Wegen anvertrauen, um den Kontakt zu seinen spirituellen oder religiösen Wurzeln wieder zu beleben. Im Gegensatz zu den modernen psychologischen Entspannungsverfahren werden in den meisten Meditationskursen neben den Übungen auch philosophische und religiöse Lehren vermittelt. Jeder muss für sich selbst entscheiden, ob er sein Herz dafür öffnen mag und ob er diese weltanschaulichen Lehren als hilfreich erlebt.

Wenn man aber genau verfolgt, woher Professor H. J. Schultz, der als der »Erfinder« des Autogenen Trainings gilt, seine Übungsformeln von Ruhe, Schwere und Wärme genommen hat, dann kann man feststellen, dass es sich dabei um alte Yogapraktiken handelt, mit dem Unterschied, dass Schultz sie als reine »Technik« ohne jede Form von Weltanschauung vermittelt hat.

Aus eigener Erfahrung kann ich sagen, dass mir wirklich das Herz aufgeht, wenn ich in der Zen-Meditation sitze und meine Zen-Lehrerin uns Texte von buddhistischen Meistern vorliest. Ich möchte damit aber nicht sagen, dass Sie nun alle möglichst Zen-Meditation praktizieren sollten. Ich kann Ihnen noch nicht einmal sagen, welcher der unten beschriebenen Wege der »beste« ist, denn einen solchen gibt es nicht, es gibt nur Ihren eigenen Weg. Aber ein Gesetz auf der Suche nach dem richtigen Weg scheint es zu geben: Wenn Sie Ihren Weg suchen, dann werden Sie ihn auch finden! Wichtig ist nur, dass Sie losgehen. Dabei muss man manchmal eben auf verschiedenen Pfaden wandeln, bevor man fühlt, dass dies ein Weg ist, auf dem die spirituelle Seele in einem zum Klingen kommt.

Zu all den hier beschriebenen Formen der Meditation finden Sie im Anhang Hinweise, wie man Kontakt zu den entsprechenden Kursen und Vereinigungen bekommt.

Mystik in der christlichen Tradition

Die Kontemplation im Gebet oder in einem Gottesdienst kann ein sehr guter Weg sein, um mit seinen religiösen, spirituellen Wurzeln wieder in Kontakt zu treten. So kann es eine gute Erfahrung sein, regelmäßig in den Sonntagsgottesdienst in seiner Gemeinde zu gehen, um Texte aus der Bibel zu hören.

Aber auch in der christlichen Tradition gibt es nicht nur den Gottesdienst und das Gebet. Auch das Christentum hat sehr tiefe, mystische Wurzeln. Der Mönch und Prediger Meister Eckhart hatte einen starken Einfluss auf das geistige Leben im Mittelalter. Er führte unterschiedliche philosophische und religiöse Denkstile zusammen, um das mystische Erlebnis der Vereinigung mit Gott beschreibbar zu machen.

Die deutsche Mystikerin Hildegard von Bingen beschrieb im Mittelalter in ihren Liedern und Texten ihre Visionen und mystischen Gotteserfahrungen.

In vielen Klöstern kann man auch heute noch etwas von diesen mystischen Traditionen spüren. So ist es mit Sicherheit ein guter Weg zurück zur Stille, sich auch als Laie eine Woche lang zum Schweigen, Beten und Meditieren in ein Kloster zu begeben. Viele Klöster sind offen für Laien und man ist ihnen als Gast willkommen, wenn man sein Anliegen erklärt.

Das Christentum gründet sich im Wesentlichen auf die Lehren des Jesus Christus und seiner Jünger, wie sie uns von den Evangelisten im Neuen Testament überliefert worden sind. Da Jesus Christus mit Sicherheit einer der größten spirituellen Meister der Menschheit ist, kann man sich auf dem eigenen Weg nicht verirren, wenn man seinen Lehren folgt.

Tibetanischer Buddhismus

Das geistige Oberhaupt des Buddhismus ist der Dalai Lama, der auch Träger des Friedensnobelpreises ist. Als der Dalai Lama auf einer seiner zahlreichen Reisen einmal eine westliche Universität besuchte, war er sehr beeindruckt von der Ausstattung, der Leistungsfähigkeit und dem Niveau in Wissenschaft und Forschung. Als er dann das Vorlesungsverzeichnis studierte, konnte er keine Vorlesungen in Ethik finden. Er soll daraufhin gefragt haben, wie es denn sein könne, dass man jungen Menschen so viel Wissen mitgebe, ohne ihnen gleichzeitig auch die Ethik zu vermitteln, richtig damit umzugehen.

Die Religion des Buddhismus gründet auf die historische Person des Siddharta Gautama, eines Fürstensohns aus der Gautama-Familie. Siddharta lebte vor etwa 2500 Jahren und wurde mit seinen Lehren zum Stifter einer Weltreligion, die die Kulturen und Gesellschaften großer Teile Asiens maßgeblich beeinflusste und seit Beginn des 20. Jahrhunderts auch in Europa erste kleinere Gemeinden hervorbrachte.

Nach einer sorgenfreien Jugend verließ Siddharta im Alter von 29 Jahren den Palast seiner Familie, um eine Lösung für jene Fragen zu finden, die ihm als existenziell bedeutsam aufgegangen waren: die Probleme von Alter, Krankheit und Tod.

Zunächst versuchte er sie auf »traditionelle« Weise zu lösen, indem er in Askese lebte und Yogaübungen machte. Das führte ihn jedoch zu keiner befriedigenden Antwort. Erst als er tagelang in der Abgeschiedenheit der Natur unter einem Feigenbaum meditierte, hatte er sein Erleuchtungserlebnis. Dabei kam ihm die Erinnerung an frühere Existenzen mit dem Wissen um die Bedeutung von Geburt, Alter, Tod und Leid und gleichzeitig auch die Gewissheit, dass die Ursache der leidhaften Existenz überwunden werden kann. Dieses in jener Nacht der Erleuchtung erkannte Grundgesetz aller Existenz (Dharma) hat er fortan verkündet.

Ausgehend von dem Religionsgründer Siddharta, auch Sakyamuni Buddha genannt, haben sich in den folgenden Jahrhunderten im asiatischen Raum zahlreiche unterschiedliche Strömungen buddhistischer Lehren herausgebildet.

Die Praxis der buddhistischen Meditation besteht aus einer Reihe von Einsichts- und Achtsamkeitsmeditationen, verbunden mit Atem- und Visualisierungsübungen.

Weltweit haben sich heute in vielen Städten der westlichen Gesellschaft Menschen in kleinen buddhistischen Zentren zu einer neuen Form der Glaubensgemeinschaft zusammengefunden.

Zen-Buddhismus

Vor ungefähr 1000 Jahren hat der Zen-Buddhismus in Japan starke Wurzeln entwickelt. Die Meister des Zen-Buddhismus beziehen ihre Lehren auch auf die Lehren des Buddha, haben aber zu anderen Übungsformen in der meditativen Praxis gefunden.

Das japanische Wort »Zen« bedeutet übersetzt »Stille«. Die Essenz des Zen besteht in der Ausübung einer korrekten Meditation, des »Zazen«, was übersetzt so viel bedeutet wie »Sitzen in der Stille«. Richtig meditieren heißt, eine tiefe Form von Konzentration zu erlernen.

Zazen ist die Rückkehr zur Stille. In dieser Form der Stille kann man eine sehr wesentliche und neue Erfahrung mit sich selbst und der Welt machen, man kann berührt werden von der spirituellen, göttlichen Dimension.

Es ist schwierig, über die Erfahrungen, die man während der Meditation macht, etwas allgemein Verbindliches zu sagen, da sie bei jedem Menschen anders sind. Die Zen-Meister sagen immer, dass man sie nicht mit 1000 Worten beschreiben kann. In der Meditation werden Texte der Zen-Meister vorgelesen, was man als mündliche Unterweisung bezeichnet.

Auch die Form des Zen-Buddhismus hat weite Verbreitung in der westlichen Welt erfahren, und in vielen Städten gibt es ein Zen Dojo, in dem der Weg des Zen praktiziert wird.

Yoga-Meditation

Die Yogameditation beruht auf der Philosophie beziehungsweise Religion des Hinduismus. Der Ausdruck Hinduismus steht als Sammelbegriff für eine Fülle unterschiedlicher religiöser Strömungen und Traditionen, die aus Indien stammen.

Die Praxis der Yogameditation beschreibt den individuellen Übungsweg des Menschen als Möglichkeit, Ordnung im eigenen Leben herzustellen, nimmt aber gleichzeitig immer Bezug auf die Ganzheit, auf die universelle Kraft, die sich in der »Ordnung« von Welt und All ausdrückt.

Letztes Ziel auf diesem Weg ist die Überwindung des irdischen Leidens, sowohl des individuellen als auch des der Menschheit. Erreicht wird das im hinduistischen Glauben (wie auch im buddhistischen) dadurch, dass man das Rad des *Karma* zum Stillstand bringt. Karma ist das Gesetz des ewigen und unablösbaren Zusammenhangs zwischen Ursache und Wirkung.

Genauso vielfältig wie die unterschiedlichen Strömungen und Glaubensrichtungen des Hinduismus sind die Traditionen und Schulen in der Praxis der Yogameditation, mit einer jeweils anderen Gewichtung in den spirituellen Lehren.

Gemeinsamer Nenner in der Praxis des Yoga ist die Ausübung einer Reihe von Bewegungs-, Atem- und Meditationsübungen zur Regulation des körperlichen und des seelischen Gleichgewichts.

Qi Gong

Qi Gong beruht auf der Philosophie des Daoismus, als dessen Begründer der chinesische Philosoph Laotse (circa 300–400 v. Chr.) gilt. Qi Gong ist eine der ältesten Gesundheitsmethoden überhaupt. Das Wort »Qi« bedeutet übersetzt »Lebensenergie«, und »Qi Gong« kann man mit »der rechte Fluss« oder »das rechte Fließen der Lebensenergie« übersetzen. Als Naturphilosoph geht Laotse davon aus, dass der Kosmos und die Welt aus denselben Stoffen entstanden sind und dass der Mensch nichts anderes ist als ein Wesen, das, wenn auch in einer besonderen Mischung, aus ebendiesen Naturstoffen besteht. Für Laotse waren dies Erde, Luft, Wind, Wasser, Feuer und Holz. Krankheiten oder andere Krisen sind Ausdruck einer »Qi-Blockade«, das Qi kann dann nicht mehr frei zwischen und in den Naturelementen fließen. Gesundheit, Harmonie und Frieden entstehen in dem Moment, in dem das Qi wieder frei durch Körper und Geist, durch den Menschen, die Natur und den Kosmos fließen kann.

Die Praxis der Qi-Gong-Meditation besteht aus einem Kanon sehr langsam und fließend ausgeführter Atem- und Bewegungsübungen, mit denen das Qi gestärkt und Blockaden gelöst werden beziehungsweise ihrer Entstehung entgegengewirkt wird.

Übungshinweise, Grenzen und Gefahren meditativer Praxis

Im Folgenden möchte ich Ihnen einige Hinweise zum richtigen Meditieren geben, denn nur so macht es Sinn.

Warum regelmäßig meditieren? Die aktive und die passive Dimension

Man kann Meditation auch als vertiefte oder intensivierte Form des mentalen Trainings verstehen. Ein neues Bewusstsein braucht auch neue Gehirnstrukturen, in denen es sich manifestieren kann. Wenn wir unsere eigene Mitte finden und wahren wollen, wenn wir auch angesichts von raschem Wandel, Lärm und Hast in der Welt das Gefühl für den eigenen Rhythmus, für die eigene Zeit nicht verlieren wollen, dann ist es sinnvoll, regelmäßig zu meditieren.

Die aktive Dimension der Meditation liegt darin, dass Sie regelmäßig Ihre Übungen machen, egal welches der oben beschriebenen Verfahren Sie als Ihren Weg erkennen.

Meditation berührt aber auch immer eine passive Dimension. Denn wie Ihre ganz persönlichen Erfahrungen auch ausfallen und welche neue geistige Haltung in Ihnen wächst, lässt sich nicht voraussagen. Die aktive Dimension ist wie das Bestellen eines geistigen Feldes und die passive Dimension bedeutet dann, abzuwarten und darauf zu vertrauen, dass ganz wie von selbst etwas Neues in einem wächst. Und es macht überhaupt keinen Sinn, an den jungen und zarten Pflänzlein, die sich schon bald zeigen werden, herumzuzerren, um deren Wachstum zu beschleunigen.

Die aktive und die passive Dimension berühren aber auch noch einen weiteren und wichtigen Aspekt meditativer Verfahren. Wir leben in einer aktiven, leistungs- und willensorientierten Gesellschaft. Wir sind gewohnt uns anzustrengen, um unsere Ziele zu erreichen. Wenn wir von einem Menschen sagen, er ist sehr geschäftstüchtig, so ist das eine positive Auszeichnung und es ist auch nicht falsch, leistungsmotiviert und geschäftstüchtig zu sein. Wenn wir motiviert und engagiert sind, ist unser Leben oft prall gefüllt mit Ereignissen.

Die Frage ist, ob ein ge-fülltes Leben auch immer Er-Füllung bedeutet?

Oft ist es sogar genau umgekehrt, dass gerade weil wir bis oben hin voll sind mit Geschäftigkeit und Terminen, wir keinerlei

Gefühl von Erfüllung mehr haben. Denn Erfüllung ist immer etwas Passives. Wir können uns für unsere Ziele einsetzen, können uns anstrengen und engagieren, aber dann gibt es immer auch den Punkt, an dem man merkt: »So, jetzt habe ich mein Bestes gegeben, mehr kann ich nicht tun.« Und wenn »die Sache dann aufgeht«, wenn aus der Richtung unserer Ziele etwas wie von selbst zu uns zurückkommt, dann sind das die Momente, in denen wir wirkliche Erfüllung finden.

Mit der Meditation ist das ganz ähnlich. Die Übungen sollten nicht zu einer neuen geistigen Anstrengung werden, ausgeführt mit dem festen Ziel vor Augen, dadurch nun endlich eine dicke Portion Frieden und Harmonie zu erreichen. Bei der Meditation macht man zunächst vielleicht ganz andere Erfahrungen. In der Zen-Meditation beispielsweise stellt sich anstelle der großen inneren Ruhe oft etwas ganz anderes ein. Man sitzt in der Stille seines Zen-Dojos und merkt erst jetzt, wie voll man ist, wie »die Welt der 1000 und ein Gedanken« einen plagt. Da kommt man vom Hölzchen aufs Stöckchen, zum Baum, zum Wald, zur ganzen Welt, zum Universum und zurück. Manchmal kann man nicht vom Denken loslassen, man denkt darüber nach, was man alles noch erreichen will und was einem darüber hinaus noch wichtig ist. Dann ist es so, als ob man mit einer Art von Superkleber an der Welt der eigenen Gedanken festklebt. Und dann gilt es schon als »Erfolg« im Zen, das zu erkennen. Denn dadurch erkennt man auch, wie sehr man selbst in der Welt der Fülle und der Geschäftigkeit verstrickt ist und wie wenig man davon wieder lassen kann, wie wenig Vertrauen oft da ist, dass das, was einem wirklich wichtig ist, schon eintreten wird.

Wenn man sich dann seiner eigenen Verstrickungen bewusst wird, macht einen das zunächst vielleicht sogar ärgerlich, und wenn die 1001 Gedanken einem durch den Kopf wandern, ärgert man sich irgendwann sogar darüber, dass man keine »gute« Meditation hinkriegt, dass man das Denken einfach nicht zum Schweigen bekommt. Dann ist es gut, einen erfahrenen Meditationslehrer zu haben, einen spirituellen Coach, der einem an diesem Punkt weiterhelfen kann.

Meditation ist kein schneller Weg zur Entspannung

In den Medien wird Meditation gern als eine Art von »Superentspannung« verkauft. Doch man sollte die hier beschriebenen meditativen Verfahren gerade nicht von ihrem spirituellen Urgrund trennen. Wer wirklich nur einen guten Weg zur Entspannung sucht, der ist mit den psychologischen Entspannungsverfahren besser beraten, gerade weil diese die reine »Technik« vermitteln, ohne jede Form der Weltanschauung. Auch sind die psychologischen Entspannungsverfahren einfacher erlernbar und somit auch schneller wirksam. Wenn Sie sechs bis acht Abende einen Kurs im Autogenen Training oder der Tiefenmuskelentspannung gemacht haben, dann können Sie das meist schon gut und direkt in Ihrem Alltag anwenden. Acht Abende Meditation werden dagegen noch keine spürbare Veränderung bringen. Dafür braucht es eine gewisse Geduld, Disziplin, Ausdauer und Regelmäßigkeit. Der »Erfolg« ist kein schnell greifbarer oder schnell fühlbarer, und erst ganz allmählich gewinnt man eine Ahnung davon, warum eine regelmäßige Praxis in Meditation wirklich gut für einen ist.

Freiwilligkeit der Teilnahme und Vorsicht vor Gurus und Morallehren

Man kann Meditation zwar aus Büchern lernen, in aller Regel wird das aber nicht funktionieren. Deshalb ist es gut, einen Meditationslehrer zu haben, der an den Punkten, bei denen man aufgeben will, weiterhelfen kann. Auch ist hilfreich, sich einer Meditationsgruppe anzuschließen, denn in der Gemeinschaft meditiert es sich leichter. Es ist einfach motivierend, gleichgesinnte Weggefährten um sich zu wissen.

Nun gibt es für alle der oben beschriebenen Verfahren ein breites Angebot. Wie findet man das Richtige für sich heraus?

Bei manchen Meditationsveranstaltungen hat man nicht den Eindruck, dass sie zu spirituellem Wachstum führen, sondern dass es eher um die Verbreitung irgendwelcher obskuren, meist »esoterisch eingefärbten« Heilslehren geht.

Zunächst ist es wichtig, seinem eigenen Gefühl zu trauen. Wenn Sie zu einem Meditationskreis Kontakt bekommen und sich dort, aus welchen Gründen auch immer, nicht wohl fühlen, dann sollten Sie Ihrem Gefühl trauen und dort nicht mehr hingehen. Wichtig ist auch, dass Sie den Meditationslehrer oder Meister als glaubwürdig erleben. Dort wo Sie spüren, dass ein überhöhter Personenkult um einen Lehrer gemacht wird oder eine Hierarchie zwischen den Teilnehmern herrscht, ist Vorsicht geboten. Wenn mit der Meditation noch die Forderung nach einer streng geregelten und moralischen Lebensführung erhoben wird, mit der Aufforderung an die Meditationsschüler, diese in ihrem Alltag umzusetzen, so handelt es sich um ein äußerst fragwürdiges Angebot. Die Art der Lebensführung muss immer Sache der persönlichen Entscheidung bleiben.

Damit Sie nicht an irgendeine obskure Sekte geraten, ist noch ein Kriterium ganz wichtig. Der Besuch der Kurse oder Meditationsveranstaltungen muss immer freiwillig bleiben. Sobald auch nur latent Druck ausgeübt wird, dass man an den Sitzungen und Veranstaltungen teilnehmen muss, ist die Grenze zum Sektierertum überschritten.

Leider bin ich manchmal ein fauler Zen-Schüler, und wenn im Sommer das Wetter gar zu schön ist, schaffe ich es nicht, jede Woche ins Zen-Dojo zu gehen. Selbst wenn ich mich ein paar Wochen mal nicht sehen lasse, ist das vollkommen in Ordnung, ich könnte auch ein ganzes Jahr wegbleiben und wäre jederzeit in meiner Gruppe wieder willkommen. In welcher Intensität man seine meditative Praxis ausüben will, muss immer der eigenen Entscheidung überlassen sein.

Meditation ist keine Form der Weltflucht

Meditation bedeutet nicht, aus der Welt zu fliehen, sondern sie unterstützt einen darin, sein Leben in dieser Welt, mit all ihrer Komplexität und Widersprüchlichkeit, bewusst und achtsam zu leben. Eine meditative Lebenshaltung unterstützt einen darin, sich jeden Tag neu für ein Leben im Hier und Jetzt zu entscheiden, um Erfüllung in seinem konkreten und realen Alltag zu finden. Meditative Praxis bedeutet gerade nicht, sich in irgendeine Art von persönlichem Nirwana zu flüchten oder auf Glück und Erfüllung in jenseitigen Welten zu hoffen.

Meditation ersetzt keine Psychotherapie

Meditation ist eine intensive Form der Selbsterfahrung, kann aber keine Psychotherapie ersetzen, dort wo sie notwendig ist. Wenn Sie persönliche Probleme haben, bei denen Sie nicht wissen, wie Sie sie lösen können, dann sollten Sie einen fachlich anerkannten, also approbierten Psychotherapeuten aufsuchen. In Phasen von Depression, bei psychischer Instabilität oder ausgeprägten seelischen Krisen ist von Meditation abzuraten. Auch dann sollten Sie zunächst einen Psychotherapeuten aufsuchen, bevor Sie mit der Meditation beginnen.

Die Praxis der Stille-Meditation

Auch wenn ich die Empfehlung ausgesprochen habe, sich möglichst einer Gruppe und einem Meditationslehrer anzuschließen, so kann ich Ihnen hier doch eine kleine Übung für die Praxis mitgeben. Wenn man sie regelmäßig, am besten täglich, fünf bis zehn Minuten lang macht, hat das bereits eine reinigende Wirkung auf den Geist.

Die Praxis der Stille-Meditation besteht darin, dass man lernt, seine Konzentration gezielt umzulenken, weg von all dem Lärm und der Hetze, die einen so oft umgeben, hin zur Präsenz in unmittelbarer Gegenwart. So kann man spüren, wie in diesem Moment der Stille eine neue und gute Kraft entsteht.

Meditation am Morgen – Die Quellkraft der Stille

Stellen Sie Ihren Wecker so, dass er 15 Minuten vor der üblichen Zeit klingelt. Beginnen Sie mit Ihrer Meditation, bevor das Leben am Morgen erwacht, wenn die Familie noch schläft, wenn es im Haus noch still ist.

Suchen Sie sich einen Ort, an dem Sie Stille finden, Ihren Kraftort der Stille. Widmen Sie diesem Ort eine besondere Aufmerksamkeit, indem Sie dort eine schöne Vase mit einer Blume hinstellen und eine Kerze oder etwas anderes, das gedämpftes Licht spendet.

Platzieren Sie ein Meditationskissen an diesem Ort, am Anfang können Sie auch ein festes Sofakissen nehmen.

Setzen Sie sich in aufrechter Position auf das Kissen. Sie können sich im Schneidersitz hinsetzen oder im Yogasitz, indem Sie den Fuß und den Unterschenkel des einen Beines auf den Oberschenkel des anderen legen. Wenn Ihnen das zu unbequem ist, wählen Sie einfach eine andere Position. Wichtig ist, dass Sie sich nun nochmals ganz gerade aufrichten, indem Sie die Wirbelsäule strecken, bis Sie das Gefühl haben, dass Sie mit Ihrem Scheitel »am Himmel aufgehängt« sind. Nun können Sie den Kopf ganz leicht nach vorn neigen, so dass Sie ungefähr einen Meter vor sich auf den Boden blicken. Sie können die Augen halb oder ganz schließen.

Beginnen Sie nun, ruhig und konzentriert zu atmen. Sie

brauchen dabei nichts weiter zu tun, als Ihren Atem zu beobachten und sich jedem neuen Atemzug anzuvertrauen. Versuchen Sie nicht, Ihren Atem dabei in irgendeiner Art und Weise zu »manipulieren«, sondern vertrauen Sie einfach darauf, dass er ganz von allein in seinen eigenen, ruhigen Rhythmus findet.

Sie können sich auf die Bauchatmung konzentrieren, auf einen Punkt, ungefähr auf der Höhe des Bauchnabels oder ein kleines Stück darunter. So zentrieren Sie den Atem in Ihrer Körpermitte, was bedeutet, dass Sie sich in der Mitte zentrieren und Stabilität finden.

Aus der Mitte fließt die Kraft.

Wenn die Gedanken im Kopf wandern, lassen Sie sie vorbeiziehen, wie Wolken, die über den Himmel huschen. Mal werden es »Schönwettergedanken« vor blauem Himmel sein, mal »Schlechtwettergedanken« vor dunklem, schwarzem Himmel. Mal wird man sie freudig und erstaunt, mal ängstlich oder beklommen beobachten. Doch das ist vollkommen egal, denn all diese Gedanken sind im Moment völlig ohne jegliche Bedeutung. Sie ziehen vorbei, wie die Wolken am Himmel. Wichtig ist für Sie nur dieser Atemzug, das Jetzt.

Und so wie der Atem seinen eigenen, ruhigen und gleichmäßigen Rhythmus findet, können Sie darauf vertrauen, dass auch das Denken zur Ruhe kommt. Sie können die Kraft der Stille in sich wieder spüren.

Die Stille-Meditation am Morgen wird Ihr »Unterbewusstsein«, Ihr körperliches Bewusstsein dabei unterstützen, sich auch später am Tag, in all den Situationen, in denen Sie sich aus Ihrer Mitte herausgerissen fühlen, in denen Sie Ihren eigenen Rhythmus verlieren, an diese Quellkraft der Stille zu erinnern.

Mit jedem neuen Atemzug können Sie mit dieser positiven Kraft, mit dem positiven Impuls des Lebens, wieder Kontakt aufnehmen.

Meditation am Abend – Rückkehr zur Stille

Die Meditation am Abend ist im Ablauf identisch mit der Meditation am Morgen.

Der Unterschied besteht lediglich im Übungszeitpunkt. Während die Meditation am Morgen wie eine mentale Krafttankstelle für den Tag wirkt, hat die Meditation am Abend eine reinigende Wirkung auf den Geist.

Wenn wir im Alltag Hektik und Stress ausgesetzt waren, wenn es Ärger oder Probleme gab, haben wir uns dabei oftmals mit mehr Spannung aufgeladen, als gut für uns war. Bei der Meditation am Abend geben wir nun Körper und Geist die Möglichkeit, dieses erhöhte Maß an Spannung wieder aufzulösen, um Frieden finden zu können, selbst wenn einige Angelegenheiten des Tages noch nicht befriedigend erledigt sind.

Der Atem kann seinen ruhigen Rhythmus wiederfinden, das aufgewühlte Gedankenmeer wird zum stillen See, der in der Abendsonne ruht. In diesem Moment der Stille können wir wieder zu uns selbst finden, zu dem, was uns als Person wirklich ausmacht, selbst wenn die unterschiedlichen Ablenkungen des Tages es geschafft haben, uns von unserem Weg abzubringen.

Wenn Sie mit der Praxis in Meditation beginnen, so können Sie natürlich am Morgen und am Abend meditieren. Dies ist aber ein hoher Anspruch, und man benötigt viel Disziplin und Ausdauer, um das dann auch durchzuhalten. Eine wirklich gute Praxis ist es, regelmäßig eine Meditation am Morgen oder am Abend durchzuführen.

Motivation zum herzgesunden Lebensstil

Wenn jemand
Gesundheit sucht,
frag erst,
ob er bereit sei,
künftighin
die Ursachen der Krankheit
zu meiden,
erst dann
darfst du ihm helfen.
Sokrates

Die Herz- und Kreislauferkrankungen verursachen mit jährlich 35,4 Milliarden Euro die höchsten Kosten im Gesundheitssystem. Wenn es uns gelingen würde, nur 10 Prozent dieser Erkrankungen zu verhindern, und man auch nur einen Teil der dann eingesparten Kosten in qualitativ hochwertige Projekte zur Prävention stecken würde, dann darf man davon ausgehen, dass sich die Zahl der Herzpatienten drastisch reduzieren ließe.

So ließen sich beispielsweise die meisten Fälle der ischämischen Herzkrankheiten durch einfache Faktoren einer herzgesunden Lebensführung vermeiden. Denn diese Form der Herzkrankheit entsteht nachweislich durch das jahrelange multiple Zusammenwirken der Risikofaktoren: negatives, Herz verengendes Stresserleben, rauchen, Übergewicht, erhöhte Blutfette und Bewegungsarmut. Am Ende würde wahrscheinlich nur eine kleine Anzahl von Patienten übrig bleiben, bei denen die koronare Herzkrankheit und der Herzinfarkt genetisch bedingt sind.

Da die Zahlen für die Kosten bei den anderen Zivilisationskrankheiten ähnlich aussehen, beispielsweise bei den degenerativen Rückenleiden, könnte durch gezielte Prävention und

Reduktion des individuellen Risikoprofils unser Gesundheitssystem in Kürze vollkommen saniert werden.

Doch all diese Zahlenspielereien sind für Ihr Herz vollkommen ohne Bedeutung. Der Wert Ihres Herzens kann nicht in Euro bemessen werden, Ihr Herz lässt sich nicht in Gold aufwiegen, es ist kostbarer als der wertvollste Diamant. Und wenn Sie Ihr Herz bisher durch einen ungesunden Lebensstil Tag für Tag einem erhöhten Infarktrisiko ausgesetzt haben, so haben Sie fortan auch jeden Tag die Möglichkeit, auf diesem Weg innezuhalten und wieder umzukehren.

»Ich sollte doch gesünder leben …«

Wer kennt sie nicht, die guten Vorsätze, endlich mal ein paar Kilo abzunehmen, den Alkoholkonsum deutlich zu reduzieren, das Rauchen einzustellen und regelmäßig Sport zu treiben. Schaut man sich dann aber um, wie verbreitet Rauchen, übermäßiger Alkoholkonsum, Übergewicht und Bewegungsarmut sind, kann man auf den ersten Blick erkennen, dass gute Vorsätze allein daran wohl nichts ändern können.

Im Kapitel über Stress haben wir gesehen, dass chronischer negativer Stress das Immunsystem aus dem Gleichgewicht bringen und die Herzkranzgefäße schädigen kann. Doch es ist nicht so, dass negativer Stress der einzige Risikofaktor für einen Herzinfarkt darstellt. Immer wieder kommen Menschen zu mir in die Sprechstunde, die den Infarkt, den sie erlitten haben, allein auf den Stress zum Beispiel in ihrer Firma zurückführen und dabei gerne vergessen, dass sie täglich ein Päckchen Zigaretten geraucht haben, dass sie seit Jahren ein ordentliches Übergewicht mit sich herumschleppen und dass sie sich in ihrem Leben mit »no sports« oder zumindest mit »less sports« bequem eingerichtet hatten.

Beim Thema Stress und ungesunder Lebensstil beißt sich die Katze in den Schwanz. Denn gerade dann, wenn man auf der einen Seite durch seine Lebensumstände einem erhöhten Maß an negativem Stress ausgesetzt ist, dienen die Verlockungen der Konsumgesellschaft auf der anderen dann oft als Belohnung, zur Entspannung und Stresskompensation. Und das Fatale daran ist, dass die kurzfristigen »Frustbekämpfer«: Rauchen, Alkohol und gesteigerter Essgenuss ja auch unmittelbar und direkt stressreduzierend wirken. Da lassen sich am Abend auf dem Sofa mit Hilfe von ein paar »Bierchen« die Probleme des Tages leichter vergessen, man will sich nach einem anstrengendem Tag noch etwas Gutes tun und geht nett essen, und dass Rauchen schädlich ist, weiss jeder Raucher selbst am besten, aber die Kippen helfen einem nun mal wie Krücken durch den stressigen Alltag.

Deshalb sind gute Vorsätze zur Veränderung dieser Gewohnheiten schon ganz gut und richtig, aus motivationspsychologischer Sicht ist es aber noch viel wichtiger, dass man über alternative Belohnungsstrategien verfügt, um Alltagsstress auf natürliche und herzgesunde Weise kompensieren zu können.

Doch es ist nicht nur beruflicher Stress, der über die Alltagssüchte kompensiert werden soll, es kann auch eine Schieflage, etwas Frustrierendes im Privatleben sein, das einen zu den Alltagsdrogen greifen lässt.

Eine Sucht hat immer etwas mit der unerfüllten Sehnsucht des Herzens zu tun.

Wenn für die eigenen Sehnsüchte, Träume und Wünsche im Alltag kein Platz mehr ist, wenn der Alltag nur noch aus Funktionieren besteht, dann kann daraus ein diffuses Gefühl einer inneren Leere erwachsen, bis ein »seelisches Vakuum« entsteht. Da das kein angenehmes Gefühl ist, ist die Gefahr groß, dass man versucht, innere Leere mit den Genusssüchten vermehrtes Essen, rauchen und Alkohol aufzufüllen. Dadurch verliert man jedoch den Kontakt zur eigentlichen Quelle der Frustration und kann die Träume und Wünsche seines Herzens nicht mehr erkennen. Doch nur wenn man mit den eigentlichen Sehnsüchten seines Herzens wieder in Kontakt kommt, kann man auch in einer momentanen Leere wieder eine Chance sehen, sein Leben mit neuen Inhalten zu füllen, indem man sich neue und positive Ziele setzt, bei denen man Erfüllung findet. In dem Moment, in dem man sich darüber klar wird, dass es genug Möglichkeiten gibt, seine Sehnsüchte auf alternativen Wegen zu befriedigen kann man auch wieder zufrieden sein. Dies ist der beste Weg, um sich von Alltagssüchten zu befreien.

Die Motivation zu einem gesunden Lebensstil entsteht nicht dadurch, dass man in seinem Kopf einfach ein paar große rote Warnschilder und Verbotstafeln aufhängt: »Achtung, ab sofort Rauchen strengstens untersagt!«, »Naschen verboten!«, »Unbedingt mehr Sport treiben!«. Viele unserer kleinen Alltagssüchte fahren nur allzu gern mit Vollgas über diese Stoppschilder des rationalen Verstandes hinweg.

Motivation entsteht durch positive Anreize, nicht durch Verbote.

Nur wenn man ein positives und klares Ziel vor Augen hat, ist man auch dauerhaft motiviert, einen herzgesunden Lebensstil zu pflegen. Wenn man seine positiven Gesundheitsziele visualisieren kann und sich dadurch innerlich mit ihnen verbunden fühlt, dann erwächst daraus ein freiwilliger Verzicht auf die eine oder andere kurzfristige Befriedigung, auf den einen oder anderen schnellen Genuss. Dies erlebt man dann nicht mehr als Verlust an Lebensqualität, sondern als Gefühl der Stärke und der Freiheit. Die Steigerung der Motivation ergibt sich durch erste Erfolgserlebnisse, die sich einstellen, wenn man Zwischenziele erreicht.

In den folgenden Abschnitten möchte ich Ihnen Wege zur positiven Gesundheitsmotivation in Bezug auf Gewichtsregulation und herzgesunde Ernährungsweise, Nikotinentwöhnung und dauerhaftes Nichtrauchen sowie die Motivation zu Training und Sport aufzeigen.

Psychologische Strategien zur Gewichtsreduktion

Einer meiner Patienten, der unter Bluthochdruck litt, hat in einem Jahr über 50 Kilo abgenommen. Wie hat er das geschafft? Er hat konsequent eine 1200-Kalorien-Diät eingehalten und hat zwei- bis dreimal pro Woche ein intensives Fitness-/Ausdauertraining gemacht. Psychologische Strategien zur Gewichtsreduktion sind wichtig, denn bei der richtigen mentalen Einstellung reguliert sich das Essverhalten ganz von selbst.

Eine gute Diät beginnt immer im Kopf.

Erfolgreich abnehmen

Das Körpergewicht sollte im Bereich vom Normalgewicht liegen, das man nach dem Body-Mass-Index (BMI) errechnet. Dabei teilt man sein Körpergewicht durch die Körpergröße in Metern zum Quadrat. Wenn dabei ein Wert zwischen 21 und 25 herauskommt, hat man Normalgewicht.

Ein Beispiel: Jemand, der 1,78 Meter groß ist und 78 Kilogramm wiegt, teilt 78 Kilogramm durch 1,78 Meter zum Quadrat (= 3,16) und hat somit einen BMI von 24,6. Damit liegt er gerade noch im Bereich des Normalgewichts.

Unabhängig davon, welche »Diätmode« gerade mal wieder »in« ist, lassen sich folgende Empfehlungen zu einer erfolgreichen Gewichtsreduktion geben: eine fettarme, aber nicht vollkommen fettfreie Ernährung, die aus einer gesunden, ausgewogenen Mischkost besteht. Das bedeutet, dass man von allem, aber im rechten Maß essen kann. Zur Sättigung sollte man den Obst- und Gemüseanteil erhöhen. Man sollte fettarmes Fleisch und mehr Fisch essen, besonders empfehlenswert sind auch Soja- und Tofuprodukte, weil diese fettarm, cholesterinfrei, dabei aber sehr eiweiß- und mineralstoffhaltig sind. Als Energiespender dienen Kohlenhydrate in Form von Kartoffeln, Nudeln, Reis und Vollkornbrot. Zucker sollte man während einer Diät zur Gewichtsreduktion wegen der Kalorien drastisch reduzieren. Sollte man aber wirklich einmal Heißhunger auf etwas Süßes haben, dann kann man dem ruhig nachgeben und gleicht die Kalorien eben an anderer Stelle wieder aus.

Bei normaler Belastung kann ein Erwachsener circa 2000 Kalorien täglich essen, um sein Gewicht zu halten. Eine auf 1000 bis 1500 Kilokalorien reduzierte Ernährungsumstellung, im Sinne einer vollwertorientierten und fettreduzierten Mischkost, ist daher eine der besten Methoden, um erfolgreich abzunehmen. Bei 1000 Kilokalorien werden Sie circa vier bis fünf Kilo pro Monat, bei 1500 Kalorien etwa ein bis zwei Kilo abnehmen. Um motiviert zu sein, müssen Sie selbst herausfinden, womit Sie sich wohler fühlen und wie schnell Sie Ihr Gewicht reduzieren möchten.

Außerdem sollte man während einer Diät viel trinken! Zwei bis drei Liter Mineralwasser oder Fruchttee täglich füllen den Magen zusätzlich zur Nahrung mit Inhalt und helfen, das Hungerempfinden zu reduzieren.

Der mentale Set Point

Mit Set Point oder dem »gesetzten Punkt« bezeichnet man das Gewicht, auf das der Körper sich immer wieder einpendelt, wenn es sich erst einmal »gesetzt« hat. Der viel zitierte Jojoeffekt von Diäten beschreibt das Phänomen, dass es auch nach drastischen Gewichtsreduktionen häufig nicht lange dauert, bis man wieder bei seinem alten Übergewicht ankommt. Doch das hat weniger physiologische als vielmehr psychologische Gründe. Denn der physiologische Set Point stellt sich neu ein. Wenn man sich nach einer Diät erst einmal ein paar Monate auf sein neues, niedrigeres Körpergewicht eingependelt hat, programmiert sich auch das Gedächtnis des Körpers auf dieses niedrigere Gewicht um.

Deshalb ist für eine dauerhafte Gewichtsreduktion der mentale Set Point, der mental gesetzte Punkt viel entscheidender. Wenn man erst einmal ein paar Jahre Übergewicht mit sich herumgeschleppt hat, dann definiert man sich auch in seinem Selbsterleben eben als »gemütliches Dickerchen« oder als »Genussmensch« und ist nur allzu gern bereit, das zu akzeptieren, denn dann muss man ja nichts verändern. Es ist aber in den seltensten Fällen eine Laune der Natur, wenn der Körper im Laufe der Jahre langsam eine birnenförmige Gestalt angenommen hat, sondern das Resultat übermäßigen Ess- und Trinkverhaltens.

Der Jojoeffekt resultiert meist daraus, dass sich jemand zwar mit Gewalt zu einer Diät gezwungen hat, sich aber mental nicht wirklich mit der neuen Lebensweise verbunden fühlt und nach der Diät dann sehr schnell wieder in die alten Essgewohnheiten zurückfällt. Deshalb ist es für den dauerhaften Erfolg einer Gewichtsreduktion von entscheidender Bedeutung, dass man sich mental auf das niedrigere Körpergewicht und ein ausgewogenes und gesundes Essverhalten einstellt.

Mentale Übung – Visualisierung des neuen Set Points

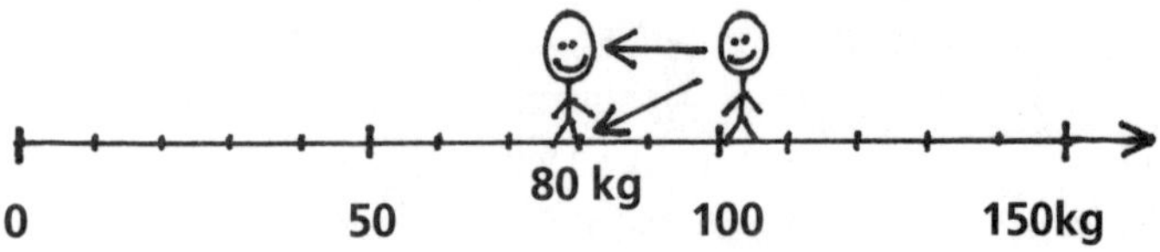

Nehmen Sie sich Zeit und machen Sie eine Atementspannungs- oder andere Entspannungsübung.

Nun stellen Sie sich eine Gewichtsskala von 0 bis 150 Kilogramm optisch vor, so dass Sie diese Skala wie ein Maßband vor sich sehen können, und bestimmen Sie, wo Sie selbst sich mit Ihrem Gewicht im Moment auf dieser Skala bewegen. Versuchen Sie sich dabei einmal von außen zu sehen, wie Ihr Körper mit diesem Gewicht aussieht. Wie es ist, sich mit diesem Übergewicht durch das Leben zu bewegen, wie fühlt sich das an?

Wenn Sie diesen Zustand vor Augen haben, gehen Sie einmal in Gedanken bis zu dem Punkt zurück, an dem Sie Ihr optimales Gewicht gemäss BMI erreicht haben. Versuchen Sie sich klar vor Augen zu führen, wie Ihr Körper dann aussieht. Entwickeln Sie eine Phantasie, Bilder davon, wie es sein wird, sich mit diesem niedrigeren Gewicht durchs Leben zu bewegen. Wie wird sich das anfühlen? Was wird sich dadurch verändern?

Wenn Sie auch diesen Zustand vor Augen haben, dann wird dieses positive Bild Sie während der nächsten Wochen oder Monate begleiten und Ihnen die notwendige Motivation geben, auf viele der lieb gewonnenen Gewohnheiten und Genüsse zu verzichten.

Weitere mentale Strategien zur Gewichtsreduktion

Eine weitere geeignete mentale Strategie besteht darin, in Gedanken die Zeit auszuschneiden. Denn alles, was Sie von nun an noch von Ihrem Wunschgewicht trennt, sind ein paar Wochen beziehungsweise Monate der konsequent kalorienreduzierten Lebensweise. Um während dieser Zeit leichter auf den einen oder anderen Genuss verzichten zu können, hilft es auch, sich zu sagen: »Nichts ist aus der Welt.« Denn schließlich können Sie ja nach der Diät wieder alles essen, Sie werden es nur mit einem anderen Bewusstsein und in einem anderen Maß tun.

Wenn Sie eine auf 1000 bis 1500 Kalorien reduzierte Diät machen, dann werden Sie immer auch Phasen, Stunden erleben, in denen Sie Hunger verspüren und Ihnen der Magen knurrt. Dann ist es eine gute mentale Übung, Hunger in positive Gefühle umzudeuten, in dem Sie in Gedanken Körperfett abschmelzen und sich bildlich vorstellen, wie Ihr Körper intensiv daran arbeitet, seine Fettzellen zu schrumpfen, und wie Sie dadurch Ihrem Gewichtsziel näher kommen.

Auch den Verzicht auf Essgenuss, den Sie im Moment durchmachen, kann man positiv umdeuten. Denn schließlich ist es ein freiwilliger Verzicht, zu dem Sie sich ganz bewusst entschieden haben. Verzicht ist nicht nur etwas Negatives, sondern kann auch ein gutes Gefühl sein, weil man dadurch Selbstbestätigung erfährt, dass man mentale Stärke dort, wo man sie als notwendig erkannt hat, um seine Ziele zu erreichen, auch aufbringen kann.

Verzicht kann einem auch ein Gefühl von Freiheit verleihen.

Und am Ende eines jeden Tages, an dem Sie Disziplin gezeigt haben und in der Diät konsequent geblieben sind, können Sie sich mit dem guten Gefühl ins Bett legen, an diesem Tag Ihrem Gewichtsziel wieder ein gutes Stück näher gekommen zu sein. Darauf darf man ganz zu Recht auch stolz sein.

Alternative Belohnungsstrategien

Essen ist Genuss und sich ab und zu mal mit einem netten Essen zu belohnen ist auch ein Ausdruck von Lebensqualität. Gelegentlich darf etwas zu essen auch mal als kleiner »Stimmungsaufheller« herhalten. Wenn man sich aber häufig und fast ausschließlich mit Essgenuss belohnt oder wenn essen zur Stresskompensation dient, so wird essen zur Alltagssucht wie alle anderen Genusssüchte. Jeder Mensch braucht etwas, worauf er sich freuen kann.

Jeder Tag sollte ein paar Freude-Vitamine fürs Herz enthalten.

Damit sich keine Alltagssüchte breit machen können, ist es deshalb wichtig, über alternative Belohnungsstrategien zu verfügen. Man kann ins Kino, Konzert, Theater gehen, Sport treiben, Hobbys pflegen, mit dem Hund spazieren gehen … all das, woran das eigene Herz sich freut.

Das neue Gewicht stabilisieren

Wenn Sie nun bei Ihrem neuen Gewicht angekommen sind, braucht Ihr Körper noch Wochen, in denen sich das Gedächtnis des Körpers allmählich auf den neuen Set Point einstellt. Sie können nun die Kalorienzufuhr zwar wieder auf ein normales Maß erhöhen, mit der Einstellung: »Jetzt habe ich mich aber lang genug gequält, nun darf ich endlich wieder …« verfallen Sie allerdings schnell wieder in die alten Essgewohnheiten, und Ihre Waage wird Ihnen das mit einem neuerlichen Aufwärtstrend sofort anzeigen.

Wir leben im Gegenteil einer Mangelgesellschaft, uns umgibt eine enorme Fülle, ein ständiges Überangebot an Nahrung.

Essen ist fast immer und überall gegenwärtig. Um sein Gewicht dauerhaft stabilisieren zu können, ist es deshalb wichtig, sich das eigene Essverhalten immer wieder bewusst zu machen. Es ist vollkommen in Ordnung, ab und zu etwas Süßes zu naschen oder gelegentlich auch mal etwas »Ungesundes« zu essen. Wenn man einmal im Monat Currywurst mit Pommes frites isst, so bekommt man davon schließlich keinen Herzinfarkt, ernährt man sich täglich davon, sieht das schon ganz anders aus. Bewusst essen bedeutet, sich seine Nahrung aus der Fülle des Angebots bewusst auszuwählen und darauf zu achten, was man isst.

Man sollte nach einer gezielten Diät sein Gewicht wöchentlich einmal kontrollieren und immer mal wieder ein paar Diättage einlegen, sobald man einen Aufwärtstrend beobachten kann.

Regelmäßige körperliche Aktivität, Training und Sport

Regelmäßige körperliche Aktivität, Training und Sport beschleunigen die Gewichtsreduktion und unterstützen Sie dabei, das neue Gewicht dann auch dauerhaft stabilisieren zu können.

Cholesterinwert im grünen Bereich?

Cholesterin ist ein im Körper vorkommendes, natürliches Fett, das zum Aufbau von Zellmembranen benötigt wird. Das LDL-Cholesterin beliefert die Zellen dabei mit dem nötigen »Baumaterial«. Wenn das Angebot an LDL größer ist als der Bedarf, dann besteht die Gefahr, dass der Überschuss an den Arterienwänden abgelagert wird. Das HDL-Cholesterin ist das »gute« beziehungsweise schützende Cholesterin, es erkennt überschüssiges LDL-Cholesterin in den Zellen und den Arterien und bringt es zum Abbau in die Leber zurück.

Nun ist es nicht so, dass ein zu hoher Cholesterinspiegel immer zu einer koronaren Gefäßerkrankung führen muss, aber die Gefahr einer solchen Erkrankung nimmt mit einem erhöhten Cholesterinspiegel deutlich zu.

Deshalb sollte man sich ab dem mittleren Lebensalter zur Vorsorge über seinen Cholesterinwert informieren und diesen vom Hausarzt bestimmen lassen. Für herzgesunde Menschen gilt, dass der Gesamtcholesterinwert nicht über 250 liegen darf, wobei das LDL-Cholesterin nicht über 155 liegen und das schützende HDL-Cholesterin möglichst größer als 35 sein sollte. Für Patienten mit einer koronaren Herzkrankheit gelten strengere Richtwerte von maximal 200 Gesamtcholesterin, wobei der LDL nicht größer als 100 sein darf und der HDL möglichst größer 45 sein sollte.

Ein zu hoher Cholesterinspiegel ist häufig die Folge einer zu fettreichen Ernährung, besonders durch zu viel schlechte tierische Fette. Viel Wurst und fetter Käse, Butter, Sahne, zu viele Eier (Eigelb), Schmalz, Frittiertes und Süßigkeiten lassen den Cholesterinwert steigen.

Anstelle gesättigter Fettsäuren sollte man in der Küche möglichst mehrfach ungesättigte Fettsäuren verwenden, beispielsweise Oliven-, Raps- und Traubenkernöl. Auch Vollgetreide, Bohnen und Sojaprodukte enthalten mehrfach ungesättigte Fettsäuren. Besonders empfehlenswert ist eine Ernährung, die einen hohen Anteil an Omega-3-Fettsäuren enthält. Viele Seefische, besonders die »Kaltwasserfische« enthalten einen hohen Anteil an Omega-3-Fettsäuren, beispielsweise Lachs, Thunfisch, Makrele und Hering. Deshalb ist es zum Schutz des Herzens empfehlenswert, zweimal pro Woche Seefisch zu essen.

Der positive Effekt der Omega-3-Fettsäuren liegt darin, dass sie eine Art von »Schutzfilm« an den Arterienwänden bilden, der verhindert, dass sich schädliches LDL-Cholesterin ablagert.

Neben der herzgesunden, also fettreduzierten Ernährung gibt es eine weitere Möglichkeit zur Senkung des Cholesterinwertes: regelmäßige körperliche Aktivität und Training; sie helfen den Cholesterinspiegel zu senken und dann zu stabilisieren. Sollten diese beiden Maßnahmen nicht ausreichen, dann sollte man zur Reduktion seines Herzinfarktrisikos ein den Cholesterinwert senkendes Medikament einnehmen.

Schutz fürs Herz durch Antioxidantien und sekundäre Pflanzenstoffe in Obst und Gemüse

Obst und Gemüse sind nicht nur zur täglichen Versorgung mit den notwendigen Nährstoffen, Vitaminen und Mineralien wichtig, sie beeinflussen und fördern auch die Stoffwechselvorgänge des Körpers positiv. Viele der in Obst und Gemüse natürlich vorkommenden Vitamine (beispielsweise A, C und E), einige der Mineralstoffe und Spurenelemente (beispielsweise Selen) sind darüber hinaus noch in der Lage, Freie Radikale abzufangen, die bei der Entstehung von Arteriosklerose eine entscheidende Rolle spielen. Wenn LDL-Cholesterin mit Freien Radikalen angereichert ist, oxidiert es und wird besonders aggressiv. Dieses oxidierte Cholesterin kann die Zellwand angreifen und sie schädigen. Bildlich kann man sich die Arteriosklerose auch als eine Art »Verrostung« in den Gefäßen vorstellen. Die Antioxidantien können dem entgegenwirken, indem sie die Oxidation verhindern und die Entzündungsreaktion in den Blutgefäßen stoppen.

Gesundheitsfördernde Bestandteile in Obst, Gemüse, Hülsenfrüchten und Vollkorn sind auch Ballaststoffe sowie die sekundären Pflanzenstoffe. Diese wirken sich insgesamt günstig auf die Abwehrkräfte und den Fettstoffwechsel aus, halten ebenfalls Freie Radikale in Schach und beugen dadurch Herz- und Kreislauferkrankungen vor.

Nikotinentwöhnung und Nichtrauchertraining

Zwei Drittel aller Raucher wollen mit dem Rauchen aufhören, und bei jeder Zigarette raucht auch ein latent schlechtes Gewissen mit. Warum fällt es den meisten von ihnen trotz der rationalen Einsicht in die Notwendigkeit des Nichtrauchens so verdammt schwer, es wirklich zu lassen?

Das hat zwei Gründe: erstens die körperliche Abhängigkeit vom Nikotin, zweitens emotionale Gründe, die Auslöser für das tägliche Rauchverhalten sind, dem rationalen Verstand entgegenarbeiten und sich zumeist auch gut gegen ihn behaupten können.

Körperlicher Entzug

Zunächst zur körperlichen Abhängigkeit. Im Gehirn gibt es Nikotinrezeptoren, die das über die Mundschleimhäute und die Kapillargefäße der Lunge aufgenommene Nikotin im Blut registrieren. Daraufhin werden vermehrt Stresshormone ausgeschüttet und in einem gewissen Umfang auch Endorphine freigesetzt. Dies bewirkt eine Anregung im sympathischen Nervensystem, die arteriellen Blutgefäße verengen sich, es kommt zum Anstieg des Blutdrucks und zur Erhöhung der Herzfrequenz. Im Grunde genommen setzt man seinen Körper mit jeder Zigarette unter Stress.

Das Fatale daran ist, dass diese Form der körperlichen Stressreaktion durch das Nikotin nicht als psychischer Stress erlebt wird, sondern dass man beim Rauchen zunächst sehr positive Gefühle erleben kann. Man fühlt sich wacher, leistungsfähiger und kreativer, man empfindet gleichzeitig eine gewisse Entspannung und kann sogar leichte Glücksgefühle haben. Und darauf soll man von heute auf morgen verzichten?

Nach 20 bis 30 Minuten ist das Nikotin im Blut wieder so weit abgebaut, dass man seinen nächsten »Nikotinkick« haben möchte, und spätestens nach einer Stunde wird der starke Raucher alles daran setzen, wieder eine qualmen zu können. So konditioniert man nicht nur seine Psyche, sondern auch sein vegetatives Nervensystem im Laufe der Jahre darauf, regelmäßig seine »Nikotinflashs« zu bekommen.

Wenn man nun mit dem Rauchen aufhört, ist der Körper vielleicht noch ein bis zwei Tage bereit, die Nikotinabstinenz zu tolerieren, spätestens am dritten oder vierten Tag aber schreit er förmlich danach, endlich wieder seine gewohnte Nikotindosis zu bekommen. Deshalb kann es in den ersten Tagen des Nichtrauchens auch zu körperlichen Entzugserscheinungen kommen, die sich mit folgenden physischen und psychischen Symptomen äußern können:

- Leichter Schwindel, vermehrtes Schwitzen
- Kopfschmerzen
- Verstopfung
- Schlafstörungen
- Gefühl der inneren Unruhe, gesteigerte Anspannung, leichte Reizbarkeit
- Phasen von Antriebsarmut oder Gefühl von Traurigkeit.

Die meisten Raucher, die mit dem Rauchen aufgehört haben, berichten allerdings, so gut wie keine oder allenfalls nur sehr geringe körperliche Entzugserscheinungen verspürt zu haben.

Die meisten einstigen Raucher fühlen sich schon in den ersten Tagen des Nichtrauchens auch körperlich deutlich wohler.

Sollten Sie sich entscheiden, mit dem Rauchen aufzuhören, hier ein paar Strategien, die verhindern, dass Sie unter körperlichen Entzugserscheinungen leiden, oder die diese zumindest deutlich abmildern können:

- Viel trinken, mindestens zwei bis drei Liter Mineralwasser oder Fruchttee täglich. Das hilft, damit Restnikotin und noch im Körper vorhandene Giftstoffe schneller ausgeschieden werden.
- In den ersten Tagen viel Obst und Rohkost essen. Das verhindert, dass Sie Heißhungerattacken bekommen und anfangen, vermehrt zu essen. Das gesteigerte Essbedürfnis, besonders nach Süßigkeiten, kann zur neuen Gewohnheit werden, und dann haben Sie zwar mit dem Rauchen aufgehört, nach einem halben Jahr aber 10 Kilo zugenommen. Eine vitamin- und mineralstoffreiche Kost mit Obst, Gemüse und Rohkost unterstützt die Regenerations- und Selbstheilungsprozesse.
- Falls Sie in der ersten Zeit des Nichtrauchens unter Verstopfung leiden, essen Sie ballaststoffreiche Nahrungsmittel und natürliche Verdauungshilfen wie Trockenpflaumen, Weizenkleie und Milchzucker, denn sie fördern die Verdauung auf natürlichem Weg (dabei viel trinken!).
- Eine Gewürznelke zu lutschen, scheint sehr hilfreich zu sein, besonders in den ersten Tagen und Wochen. Dies berichten viele ehemalige Raucher.

Psychischer Entzug und Rauchauslöser

Die körperliche Entwöhnung vom Nikotin dauert allenfalls ein paar Tage. Der psychische Entzug kann allerdings wesentlich länger anhalten und das liegt daran, dass das Rauchverhalten im Alltag an viele Auslöser gekoppelt ist. Die Zigarette ist die seelische Krücke, die über Belastungen oder Stress hinweghilft, sie ist ein guter Freund, der Genuss und Belohnung verspricht. Und den soll man jetzt in die Wüste schicken?

Bevor wir zu mentalen Strategien kommen, die Ihnen helfen, mit dem Rauchen aufzuhören, und die den Erfolg des

Nichtrauchens dauerhaft stabilisieren, sollten Sie sich deshalb noch einmal genau darüber klar werden, welches Ihre Rauchauslöser sind, also die Situationen, die wie ein Auslöser auf das eigene Rauchverhalten wirken, die das Rauchen aufrechterhalten und verstärken. Erst wenn Sie Ihre persönlichen Rauchauslöser erkennen, können Sie in genau diesen Situationen auch alternative Verhaltensstrategien entwickeln.

Rauchen als Stresskompensation

Waren oder sind Sie ein typischer Stressraucher? Gerade wenn Stress plötzlich und unerwartet auf ihn einwirkt, greift der typische Stressraucher erst einmal zur Zigarette, um sich zu beruhigen. Und das Fatale daran ist, dass das ja auch wirkt, so dass die Zigarette tatsächlich als ideales Mittel zur Stressreduktion dienen könnte, wenn sie nicht so verdammt gesundheitsschädlich wäre. Durch die anregende Wirkung des Nikotins hat der Raucher zunächst das Gefühl, wacher und kreativer zu sein; seine Aufmerksamkeit ist erhöht, um dem Stress besser begegnen zu können. Im Grunde genommen setzt er dabei seinen Körper aber unter zusätzlichen Stress und heizt damit den Stresskreislauf erst so richtig an.

Eine gute Chance, sich dauerhaft vom Stressrauchen zu befreien, hat man, wenn man gelernt hat, sich mit einem Entspannungstraining auf natürlichem Weg wieder in seine Normallage zu bringen, und wenn man darüber hinaus noch über mentale Strategien zur Stressreduktion verfügt.

Krisen und Konflikte

Krisen und Konflikte sind die Hauptgründe dafür, dass man auch nach Jahren des Nichtrauchens rückfällig werden kann.

Eine typische Geschichte, die ich in meinen Raucherseminaren immer wieder höre, ist Folgende:

»Ich hatte schon seit fünf Jahren nicht mehr geraucht. Dann hatten wir große Probleme mit unserer 17-jährigen Tochter. Sie drohte, in wirklich üble Kreise abzurutschen, und es gab viel Streit. Als sie dann nach einem besonders heftigen Streit zwei Tage nicht nach Hause gekommen ist, bin ich vor Sorge fast umgekommen. In diesen Tagen habe ich wieder angefangen zu rauchen. Das Problem hat sich Gott sei Dank gelöst, sie kommt heute ganz gut klar. Nur rauche ich seitdem wieder.«

Damit Sie in einer Krise nicht rückfällig werden, ist es wichtig, über alternative Strategien zum Krisenmanagement zu verfügen:

- Bleiben Sie in einer Krise nicht allein. Versuchen Sie nicht, die ganze Last der Situation allein zu tragen, sondern verteilen Sie sie auf mehrere Schultern. Suchen Sie sich Hilfe und Unterstützung in Ihrem sozialen Umfeld und vertrauen Sie sich jemandem an, der Sie emotional auffängt.
- Bei Konflikten und Streit sprechen Sie rechtzeitig über Ihre Gedanken und Gefühle. Worum geht es bei der Sache wirklich? Was liegt Ihnen auf dem Herzen? Sie können sich dabei an den oben beschriebenen Leitlinien zur positiven Kommunikation orientieren. Diese Grundregeln gelungener Gesprächsführung sind auch das ABC des Konfliktmanagements.

Genuss und Belohnung

Da hat man etwas Anstrengendes erledigt und gönnt sich zur Belohnung erst einmal eine Zigarettenpause. Um zum Nichtraucher zu werden, ist es deshalb wichtig, über alternative Strategien zur Selbstbelohnung zu verfügen. Sicher wirken viele dieser alternativen Belohnungen im Gegensatz zur Zigarette zeitverzögert, dafür kann man sich aber auch länger darauf freuen. Hat man beispielsweise für den Abend einen Saunabesuch geplant, so kann man sich schon den ganzen Tag auf diese

Ruheoase am Abend freuen. Vielleicht kauft man sich in der Mittagspause noch einen guten Roman, um nach der Sauna noch etwas zum Schmökern zu haben. Es gibt so viele Möglichkeiten, sich selbst etwas Gutes zu tun, so vieles, was man von ganzem Herzen genießen kann, woran das Herz sich erfreut und das nicht mit essen, trinken oder rauchen zu tun hat.

Wenn Sie mit dem Rauchen aufhören, sparen Sie in den ersten Wochen und Monaten konsequent das Geld, das Sie sonst täglich für Zigaretten ausgegeben haben. Am Ende der Woche, des Monats oder eines Jahres belohnen Sie sich dann mit diesem gesparten Geld. Kaufen Sie sich etwas für Ihr Hobby, irgendeinen Luxusgegenstand, den Sie schon immer haben wollten, oder machen Sie mit dem Geld eine schöne Reise. Jeden Tag, an dem Sie nicht rauchen, können Sie sich auf diese besondere Belohnung freuen, und dieses Geschenk wird später zum Symbol für Ihren Erfolg.

Geselligkeit und Alkohol

Die Zigarette dient oft als Kommunikationsbrücke. Auf einer Party, wo sich viele der Gäste untereinander noch nicht kennen, finden sich die Raucher meist schnell zusammen; man bietet sich gegenseitig eine Zigarette an und schon kommt man ins Gespräch miteinander.

Wenn Sie mit dem Rauchen aufhören, sollten Sie sich klar machen, dass Sie die Zigarette als Krücke zur Kommunikation im Grunde genommen gar nicht brauchen. Denn schließlich hilft sie einem auch nur über die ersten Minuten des Kennenlernens hinweg, und ob einem ein Mensch dann später wirklich sympathisch ist oder nicht, das hängt ja vor allem davon ab, was er sagt.

Neben Krisen und Konflikten ist Geselligkeit im Verbund mit Alkohol ein weiterer Grund dafür, dass Menschen rückfällig werden, lange nachdem sie mit dem Rauchen aufgehört haben. Euphorisiert durch den Alkohol schnorrt man eine Zigarette, oder sie wird einem angeboten, und man raucht ohne zu merken, was man da eigentlich macht.

Wenn Sie sich zu Beginn Ihrer Nichtraucherkarriere nicht sicher sind, ob Sie beim Bier oder Wein nicht doch wieder zur Zigarette greifen würden, dann sollten Sie Alkohol in den ersten Wochen ganz meiden, so lange, bis Sie sich stabil als Nichtraucher fühlen.

Innere Leere und Langeweile

Viele Zigaretten raucht man aus Langeweile, einfach so nebenher. Oder man fühlt sich gerade innerlich irgendwie leer, nicht so richtig depressiv, aber eben auch nicht richtig gut. Man hat nichts, worauf man sich freuen kann, und da muss dann eben die Zigarette als Seelentröster herhalten.

Dabei sind Leerlaufphasen im Leben ja selten genug, und im Grunde sind sie so etwas wie geschenkte Zeit, Mußestunden, die man ganz für sich hat.

Leerzeiten kann man zur Entspannung nutzen, man kann Musik hören oder sich endlich mal wieder in ein gutes Buch vertiefen.

Strategien zur Entwöhnung vom Rauchverhalten

Folgende Methoden können eine Hilfe bei dem Versuch sein, sich das Rauchen abzugewöhnen.

Obwohl die »Sofort-Stopp-Methode« die erfolgreichere Strategie zu sein scheint, müssen Sie selbst herausfinden, welche der beiden nachfolgend aufgeführten Methoden für Sie persönlich besser passt.

Die Schritt-für-Schritt-Methode

Für manchen noch aktiven Raucher ist die Vorstellung, von heute auf morgen ganz auf die geliebte Zigarette verzichten zu müssen, gar zu grausam, aber irgendwie aufhören will er doch. In diesem Fall kann die Schritt-für-Schritt-Methode den richtigen Weg ins Nichtraucherleben darstellen. Das bedeutet, dass man bis zu dem Zeitpunkt, an dem man selbst das Gefühl hat, dass nun der Moment gekommen ist, an dem man von der Zigarette wirklich lassen kann, die Anzahl der gerauchten Zigaretten schrittweise reduziert.

Doch man sollte sich unbedingt einen konkreten Zeitplan aufstellen. Ein starker Raucher könnte beispielsweise von 20 auf 10 Zigaretten in der ersten Woche, von 10 auf 5 in der zweiten Woche und von 5 auf 3 in der dritten Woche reduzieren. Zum Schluss bleiben ihm nur noch 1 bis 2 Zigaretten täglich, bis zum Punkt, an dem er endgültig mit dem Rauchen aufhört. An einen einmal aufgestellten Zeitplan sollte man sich dann auch halten, sonst wird die Schritt-für-Schritt-Methode zum Selbstbetrug.

Die Sofort-Stopp-Methode

Die Sofort-Stopp-Methode bedeutet nichts anderes, als dass Sie, nachdem Sie sich schon eine Weile mit dem Gedanken getragen haben, endlich mit dem Rauchen aufzuhören, dies auch in die Tat umsetzen. Wichtig ist dabei allerdings, dass Sie das Gefühl haben, dass Sie jetzt wirklich reif dafür sind, dass der Entschluss, ab sofort nicht mehr zu rauchen, nicht nur einer Laune des Augenblicks entspringt, sondern wirklich eine Entscheidung aus ganzem Herzen ist.

Morgens, wenn Sie aufgestanden sind, können Sie sich dann sagen: »Heute ist der erste Tag meines künftigen Nichtraucherlebens.«

Mentale Motivation zum Nichtrauchen

Wenn Sie entschlossen sind, mit dem Rauchen aufzuhören, dann können folgende mentale Übungen Ihnen helfen, in Ihrem Entschluss konsequent zu bleiben.

Der sichere Ort

Eine gute mentale Übung ist der »sichere Ort«. Sie machen eine Entspannungsübung und visualisieren dabei einen Ort, den Sie mit absolutem Wohlergehen verbinden. Das kann ein bekannter und realer Ort sein, vielleicht entsteht bei der Visualisierung aber auch ein Ort aus der Phantasie, ein Ort, wie man ihn sich erträumt.

Da dieser Ort für Sie so etwas wie ein heiliger Ort ist, an dem Sie sich sicher und geborgen fühlen, kämen Sie auch nie auf die Idee, hier zu rauchen. Lassen Sie diesen Ort in der Visualisierung präsent werden und verweilen Sie eine Weile dort.

Wenn Sie später im Alltag in eine Situation kommen, in der Sie gegen die Versuchung, wieder zu rauchen, ankämpfen müssen, dann gehen Sie in Gedanken an Ihren sicheren Ort.

Visualisierung des Nichtraucherlebens

Wenn Sie sich entschieden haben, ab sofort nicht mehr zu rauchen, dann sollten Sie den ersten Tag Ihres Nichtraucherlebens in Gedanken einmal durchgehen.

Sehen Sie sich, wie Sie morgens aufstehen und frisch geduscht nach einem gesunden Frühstück mit blendender Laune das Haus verlassen. Wie Sie sich auf dem Weg zur Arbeit gleich besser fühlen, weil Sie es geschafft haben, bis zu diesem Zeitpunkt nicht zu rauchen. Wie Sie Ihr Mittagessen genießen können, weil Sie alles viel intensiver schmecken, und wie gut und intensiv auch der Kaffee nach dem Essen schmeckt, gerade weil Sie nicht rauchen.

Sehen Sie sich, wie Sie am Nachmittag voller Schwung und Elan arbeiten, weil Sie die neuen Kräfte Ihres gesunden Nichtraucherlebens in sich fühlen.

Sehen Sie sich, wie Sie auf dem Weg nach Hause mühelos ohne Zigarette auskommen und wie gut es ist, die Luft im eigenen Auto nicht mehr zu verpesten. Am Abend sollte eine kleine Belohnung auf Sie warten, so dass Sie den ersten Tag Ihres Nichtraucherlebens angenehm und entspannend ausklingen lassen.

Bei dieser Visualisierung zum ersten Tag des Nichtraucherlebens ist folgende positive Autosuggestion hilfreich:

»Alles was im Moment wichtig ist,
ist heute nicht zu rauchen – Ich schaffe das.«

Sie können die Visualisierung Ihres Nichtraucherlebens dann natürlich auch auf die kommenden Tage, Wochen, Monate, Jahre ausdehnen. Visualisieren Sie, wie viel angenehmer das Leben als Nichtraucher sein wird, wie gut es ist, wenn man sich wieder frisch und gesund fühlt, wenn die Kleidung und die Wohnung nicht mehr nach kaltem Rauch stinken. Je mehr positive Vorstellungen Sie von Ihrem Leben als Nichtraucher haben, umso besser kann Ihr psychisches Immunsystem Sie vor Rückfällen schützen.

Die Selbstheilungskräfte aktivieren

Wenn Sie mal eine schwache Minute haben, in der Ihre Motivation zum Nichtrauchen wackelt, dann kann diese Visualisierung die Moral wiederherstellen.

Stellen Sie sich bildlich vor, wie Ihr Körper von der ersten Stunde Ihres Nichtraucherlebens an beginnt, sich zu regenerieren und aufzubauen. Wie er nun seine genetischen Programme dafür einsetzen kann, all die Schädigungen, die durch das jahrelange Rauchen verursacht wurden, wieder zu reparieren.

Stellen Sie sich Ihre Lunge vor, die wie ein Schwamm, den man unter Wasser hält, nun wieder sauber wird, wie die schwarzen Teerablagerungen langsam herausgewaschen werden.

Stellen Sie sich vor, wie das Blut nun besser fließen kann, da die Arterien nicht mehr durch die Wirkung des Nikotins verengt werden. Jedes einzelne der roten Blutkörperchen kann jetzt wieder mehr Sauerstoff transportieren, da das Kohlenmonoxid ihnen keinen Sauerstoff mehr entziehen kann. Da das Blut eine höhere Sauerstoffsättigung hat, werden Sie sich frischer fühlen.

Stellen Sie sich Ihr Immunsystem vor, wie es nun wieder gut und effektiv arbeiten kann und wie Sie dadurch fortan nicht mehr so krankheitsanfällig sein werden.

Jetzt wo die Körperzellen nicht mehr durch die aggressive Wirkung des Nikotins geschädigt werden, beginnt jede einzelne Ihrer Zellen, sich selbst zu reparieren. Stellen Sie sich das bildlich vor. Die Selbstheilungskräfte, die der Körper dadurch freisetzen kann, werden dazu führen, dass Sie sich wacher, frischer und gesünder fühlen.

Auf Langstrecke gehen – Rückfallprophylaxe

Die ersten Schritte sind gemacht, die ersten Tage oder Wochen liegen hinter Ihnen und Sie haben es wirklich geschafft, von der Zigarette loszukommen. Da darf man, ganz zu Recht, stolz auf sich sein. Um den Erfolg zu stabilisieren, sollten Sie sich immer wieder die positiven Gründe visualisieren, die Sie täglich neu motivieren, auch weiterhin nicht zu rauchen.

Nun ist Rauchen, genau wie Alkoholismus, leider eine lebenslange Sucht mit sehr tiefreichenden Suchtstrukturen, und so kann es auch nach Wochen, Monaten oder Jahren passieren, dass Sie in eine Situation kommen, in der Sie »umkippen«.

Vorsichtig sollten Sie bei den oben beschriebenen Rauchauslösern sein, besonders bei Stress, Krisen und Konflikten oder nach Alkoholkonsum. Wenn Ihnen ein Rückfall, ein Ausrutscher, passiert ist, so ist das kein Grund, in Selbstzweifel und Selbstanklage abzurutschen. Dadurch wird die Frustration über diesen »Rückschlag« nur verstärkt. Besser ist es, konstruktiv mit dieser Situation umzugehen, indem Sie genau darüber nachdenken, was letztendlich der Auslöser für den Rückfall war. Dann wissen Sie, dass Sie in diesen Situationen künftig besonders aufmerksam sein müssen.

Dann sollten Sie, direkt und konsequent, am nächsten Tag wieder mit dem Rauchen aufhören, um so unmittelbar an die erfolgreichen Wochen, Monate oder Jahre Ihrer Nichtraucherkarriere anzuknüpfen.

Motivation zu Bewegung und Sport

Eine der besten Maßnahmen, um sich vor einem Herzinfarkt zu schützen, besteht darin, auf seine körperliche Fitness zu achten und regelmäßig zu trainieren.

Auch nach einem Infarkt hilft gezieltes, medizinisch überwachtes Training, das Herz wieder zu kräftigen, so dass ein beim Infarkt entstandener Schaden vom übrigen Herzmuskel besser kompensiert werden kann. Bei einem gezielten Herz-Kreislauf-Training können sich Kollateralgefäße ausbilden. Das sind zusätzliche kleine Blutgefäße, die den Herzmuskel besser mit Blut und somit auch besser mit Sauerstoff versorgen. Selbst dort, wo ein Schaden und eine Vernarbung durch einen Herzinfarkt entstanden sind, kann der Herzmuskel durch Kollateralgefäße, zumindest im Randbereich der Vernarbung, wieder »geschmeidiger« und flexibler werden. Untersuchungen aus dem Rehabereich zeigen, dass sich durch körperliches Training das

Risiko, innerhalb von zehn Jahren einen Reinfarkt zu bekommen, erheblich reduzieren lässt.

Das Geheimnis der Selbstmotivation zu regelmäßigem Training liegt darin, eine Sportart zu finden, die einem wirklich Freude macht!

Der eine liebt Joggen, der andere hasst es. Es gibt zum Glück noch tausend andere Möglichkeiten zu trainieren. Man kann Radfahren, schwimmen, wandern, Kajakfahren, Ballsportarten betreiben, ins Fitnessstudio gehen oder sich zu Hause ein paar Geräte aufstellen und vieles mehr.

Wichtig für die Herz-Kreislauf-Prävention ist, dass es sich um eine Ausdauersportart handelt, bei der es zu einem langsamen und anhaltenden Anstieg der Herzfrequenz kommt.

Auch wenn Ihr Gewicht noch nicht im Bereich des BMI liegt, selbst wenn Sie noch 10, 20, 30 oder mehr Kilo davon entfernt sind, sollten Sie anfangen zu trainieren, denn körperliches Training unterstützt natürlich die Gewichtsreduktion und hilft später, das neue Gewicht zu stabilisieren.

Wenn Sie anfangen zu trainieren, sollten Sie sich vorher von Ihrem Hausarzt durchchecken lassen. Er wird ein Belastungs-EKG machen, damit man das Herz-Kreislauf-Verhalten unter Belastung beobachten kann, um Aussagen über Ihre individuelle Belastbarkeit treffen zu können. Beginnen Sie mit kleinen Trainingseinheiten und steigern Sie dann langsam das Pensum. Zur Herzprävention sind zwei Trainingseinheiten pro Woche ausreichend.

Neben den Entspannungsübungen ist Ausdauertraining ein entscheidender Baustein zur erfolgreichen Stressreduktion. Ausdauertraining erhöht dadurch, dass die Stresshormone Adrenalin und Noradrenalin bei Sportlern langsamer und in geringer Konzentration ausgeschüttet werden, die physische Stresstoleranz. Der Serotoninspiegel (»Glückshormone«) ist bei Ausdauersportlern höher. Ungefähr 20 Minuten nach Beginn des Trainings kommt es zu einer erhöhten Endorphinausschüttung, wodurch man wacher und auch leistungsfähiger wird. Deshalb stellt sich, selbst wenn man das Training am Morgen oder Abend nach der Arbeit müde und lustlos beginnt, nach einer Weile ganz von selbst ein zunehmendes Gefühl von Wachheit und Spaß ein. »Schlimm« sind dann nur die ersten 20 Minuten, danach läuft es dann ganz von allein.

Unsere Urahnen, die noch als Jäger und Sammler unterwegs waren, mussten sehr lange Strecken zu Fuß zurücklegen, um Beute zu machen, heute fahren wir mit dem Auto vor den Supermarkt und holen uns das Steak aus der Tiefkühltruhe. Für den Steinzeitmenschen bedeutete Stress den unmittelbaren Kampf mit einem wilden Tier oder die Flucht vor dem Feind, heute sitzen wir in modernen, klimatisierten Büros und kämpfen mit vollkommen abstrakten Dingen, bleiben dabei aber unbewegt im Bürostuhl sitzen.

Wir leben in einer sehr rationalen, verkopften Welt und deshalb tut es so gut, sich beim Sport körperlich auszuarbeiten, um mal wieder so richtig ins Schwitzen zu kommen und spielerisch seine Jagdinstinkte ausleben zu dürfen.

Wenn man einmal zum Sport gefunden hat, dann merkt man sehr schnell, wie dadurch das allgemeine Wohlbefinden und die Lebensfreude steigen und dass einem beim Training, im wahrsten Sinne des Wortes, das Herz aufgeht.

Heilung des Herzens – Rat für Patienten und Angehörige

Der Körper hat es begriffen,
dass es so nicht weitergehen kann,
aber da oben,
der Geist,
hat das noch nicht begriffen.
Ein Herzpatient

Vielleicht lesen Sie dieses Buch gerade ein paar Tage oder Wochen, nachdem Sie einen Herzinfarkt erlitten haben oder nach einer Bypassoperation. Die Frage, die Sie nun beschäftigt, lautet: »Warum gerade ich – wie konnte das passieren?« Und: »Was kann ich tun, damit mir das nicht noch einmal passiert?« Dabei kennen Sie die Antworten auf diese Fragen schon, im Grunde genommen wissen Sie selbst am besten, was Ihr Herz in den letzten Jahren krank gemacht hat.

Vielleicht lesen Sie das Buch aber auch als Angehörige eines Herzpatienten und denken sich: »Irgendwie habe ich es ja kommen sehen, dass mein Mann bei seinem Lebenswandel mal einen Infarkt bekommt.«

Zunächst ist eine Herzkrankheit immer ein Einbruch auf dem Lebensweg, er ist Ausdruck einer Sinn- und Lebenskrise.

Die Herzkrankheit – Krise und Neubeginn

Am Anfang der ischämischen Herzkrankheit steht eine Entzündungsreaktion, die die Innenwände der arteriellen Blutgefäße schädigt. All die Momente, in denen wir auf die »Entzündungen« beziehungsweise Aufregungen dieser Welt mit einer ebenso heftigen emotionalen Erregung antworten, sind auch die Momente, in denen sich unser Herz entzünden kann.

Überall dort, wo wir nur noch durch eine negative Brille auf die Welt schauen, verengt Angst das Herz, bis ihm die Luft zum Atmen fehlt. Überall dort, wo der Impuls der Lebensenergie dauerhaft blockiert ist, so dass unsere Entwicklungsprozesse stagnieren, entsteht Frustration. Die psychische Antwort darauf kann Resignation sein mit der Folge einer Depression, oder es entstehen Aggressionen. Auch Aggression, der Impuls zum Kampf, muss an sich kein negativer Impuls sein, solange er in eine konstruktive Energie umgewandelt werden kann, mit der man sein Leben wieder in gute Bahnen lenkt. Gelingt dies nicht, dann besteht die Gefahr, dass sich die Aggression in unkontrollierter und zerstörerischer Art und Weise ihren Weg nach außen bahnt. Gewalt und Krieg sind dann die negativen sichtbaren Folgen. »Aufgestaute Lebensenergie« kann aber auch eine Wut erzeugen, die sich nach innen richtet, bis das Herz »implodiert«.

Dabei kann es verschiedene Gründe geben, wieso sich ein Mensch plötzlich in einer solchen Krise befindet. Wenn Patienten zum Beispiel sehr übergewichtig sind, frage ich sie, wie lange das schon so ist und warum sie so dick geworden sind.

Einer meiner Herzinfarktpatienten erinnerte sich daran, dass er vor zehn Jahren mit seiner Frau eine schwere Krise durchgemacht hatte. Sie waren danach zwar zusammengeblieben, hatten die Krise aber nie richtig aufgearbeitet. Sie lebten seitdem mehr schlecht als recht nebeneinander her, hatten keine gemeinsamen Freizeitinteressen und auch keinen Sex mehr miteinander. In dieser Zeit hatte er beschlossen, und er erinnerte sich an diesen Entschluss wörtlich, als wäre es gestern gewesen: »Jetzt fresse ich mich fett.« Essen wurde zum neuen Hobby, diente als Frustbekämpfer und Ersatz für das fehlende Liebesleben, aber auch zur Belohnung für lange und anstrengende Arbeitstage. Er war sehr wohlhabend, fuhr ein Luxusauto der Oberklasse und liebte es, in teuren Restaurants zu essen, beschrieb aber gleichzeitig ein Gefühl der inneren Leere und wie er sich über nichts mehr wirklich freuen konnte.

Wenn Sie einen Herzinfarkt hatten, kommt vielleicht sogar manchmal eine Wut darüber hoch, dass Ihr Herz Sie so kläglich im Stich gelassen hat und einfach in den Streik getreten ist. Eine Heilung des Herzens kann aber erst dann einsetzen, wenn Sie sich mit Ihrem Herzen wieder aussöhnen. Wenn Sie den Hilfeschrei hören können, den Ihr armes Herz ausgesandt hat. Ihr Herz hat Ihnen nichts angetan, sondern es versucht Ihnen zu sagen, dass das Leben, so wie Sie es die letzten Jahre gelebt haben, keinen großen Sinn mehr gemacht hat.

Damit das Herz heilen kann, lohnt es sich, in dieser persönlichen Krise genau hinzuschauen, in welchem der vier Lebensfelder: Soziale Beziehungen und Partnerschaft – Arbeit, Beruf und Karriere – Eigene Person – Gesundheit, es einem zu eng wurde, bis man keine Perspektive mehr für sich sah.

Und genauso individuell wie der Weg, der in diese Krise hineingeführt hat, genau so individuell ist die Lösung dieser Krise. Deshalb lassen sich keine pauschalen, sondern nur sehr persönliche Antworten auf die Frage finden, was zu tun ist, um sein Herz genau in den Lebensbereichen wieder zu öffnen, in denen es sich verschlossen hat.

Eine Herzkrankheit liegt nicht nur am Ende eines alten, sondern auch am Anfang eines neuen Weges.

Den eigenen Weg finden, den man wieder mit ganzem Herzen geht, weil man sich wieder davon leiten lässt, was einem wirklich wichtig ist; einen Weg, den man mit Freude im Herzen und im eigenen Rhythmus geht. Auf diese Weise kann man seine Lebenskraft Tag für Tag wieder in gute und konstruktive Bahnen lenken und eine Erfüllung des Herzens finden.

Bewältigung von Angst und reaktiver Depression

Weil eine Herzkrankheit auch Ausdruck einer persönlichen Lebenskrise ist, kann es nach einem Infarkt, nach einer Bypass- oder Herzklappenoperation zu Ängsten und einer Phase von reaktiver Depression kommen.

Da liegen Sie im Krankenhaus, Ihre Frau, die Kinder oder die Enkel kommen zu Besuch und Sie fangen an zu weinen. Vielleicht müssen Sie manchmal einfach so weinen, ohne dass ein erkennbarer Grund vorliegt. Vielleicht haben Sie eine schöne Musik im Radio gehört, die Ihnen die Tränen in die Augen trieb.

Solch eine Phase der Post-Infarkt-Depression ist im Grunde sehr heilsam, denn hinter den Tränen steckt auf der einen Seite eine gewisse Traurigkeit darüber, dass es überhaupt zum Infarkt gekommen ist, auf der anderen Seite sind dies auch Tränen der Rührung. Es sind Tränen der Dankbarkeit, den Infarkt überlebt oder die OP gut überstanden zu haben. Sie begreifen wieder voll und ganz, welch kostbares Geschenk das Leben ist, wie schön es ist, auf der Welt zu sein und weiterleben zu dürfen.

Hinter den Depressionen liegt aber auch Traurigkeit darüber, dass es im Leben vor dem Infarkt vieles gab, was das Herz krank gemacht hat, und gleichzeitig erlebt man eine gewisse Orientierungslosigkeit, weil man noch nicht weiß, ob oder wie man etwas an diesen das Herz belastenden Lebensumständen verändern kann.

Die meisten Menschen erwischt der Herzinfarkt wie der Blitz aus heiterem Himmel. Die Erfahrung, dass das Herz von der einen auf die andere Sekunde stehen geblieben ist, dass man vom Impuls der Lebensenergie abgeschnitten war, kann nicht ohne Auswirkung auf die Psyche bleiben. Dieser Teil der Angst nach einem Herzinfarkt ist Ausdruck der Sorge: »Wenn mich das einmal so vollkommen unvorhersehbar getroffen hat, wie kann ich sicher sein, dass mir das nicht jederzeit wieder passieren kann?«. Hinter den postinfarkten oder postoperativen Ängsten steckt auch die Frage, ob oder inwieweit das Herz wieder gesund werden und bleiben kann.

Ängste sind nicht nur etwas Negatives, sondern sie haben auch eine positive Signalfunktion.

Auf unbewusster Ebene sendet Ihr Herz Signale an Sie, damit Sie künftig alles tun, um es zu schützen, indem Sie Ihre Risikofaktoren minimieren.

Wichtig ist, mit seinen Ängsten und Depressionen nicht allein zu bleiben, sondern sich seiner Umwelt mitzuteilen. Nur wenn Sie sich öffnen und darüber sprechen, was Sie im Moment bewegt, geben Sie Ihren Mitmenschen auch die Chance, Ihnen zu helfen und gemeinsam mit Ihnen nach neuen Lösungen zu suchen.

Gespräche können eine heilende Kraft freisetzen. Es ist ein sehr befreiendes Gefühl, sich einmal alles, was einen bedrückt, von der Seele zu reden. Vielleicht gibt es noch etwas, das Ihnen auf dem Herzen liegt, ein Problem, dessen Lösung für Sie im Moment nicht erkennbar ist? So kann eine Herzkrankheit für das ganze soziale Umfeld eine Chance sein, an alten, eingefahrenen und verkrusteten Strukturen etwas zu verändern.

Vielleicht muss man sich zunächst sogar der eigenen Frau, den nächsten Angehörigen oder nahen Freunden gegenüber einen Ruck geben, um über sehr persönliche Gedanken und Gefühle zu sprechen. Wenn Sie den Mut dazu gefunden haben, dann werden Sie erleben, dass Menschen mit einer solchen Offenheit in aller Regel sehr gut umgehen. Dass sie es Ihnen nicht als Schwäche auslegen, sondern Sie im Gegenteil viel sympathischer finden, wenn Sie sich öffnen und über die Dinge sprechen, die Sie wirklich bewegen.

Manchmal ist da aber auch etwas, worüber man nicht einmal mit seinen nächsten Angehörigen sprechen möchte. Gerade wenn es sich um Beziehungsprobleme handelt, kann es gut sein, zunächst einmal mit einer außenstehenden Person zu reden, die in der Sache absolut neutral ist. Dann ist es empfehlenswert, sich an einen Psychologen und Psychotherapeuten zu wenden.

Wie muss ich als Angehöriger mit einem Herzpatienten umgehen?

Eine Krankheit, zwei Patienten?

Nicht nur der Patient leidet in der Zeit nach dem Infarkt oder nach einer Herzoperation unter Ängsten und reaktiver Depression, auch die unmittelbaren Angehörigen sind sehr verunsichert und gehen oft durch ein Wechselbad der Gefühle. Manchmal leiden Angehörige psychisch sogar mehr und machen sich mehr Sorgen als der Patient selbst.

Da gab es vielleicht sorgenvolle Stunden im Krankenhaus vor der Intensivstation oder Nächte allein im Bett, in denen man kaum Schlaf gefunden hat. Da gehen einem viele Fragen durch den Kopf: »Was haben wir falsch gemacht?«, »Wird er wieder ganz gesund werden?«, »Was wird sich in unserem Leben jetzt verändern?«, »Wird sie weiter voll arbeiten können?«, »Sind wir finanziell ausreichend abgesichert?«.

Auch für die Angehörigen ist es wichtig, in dieser Zeit nicht allein zu sein. Eine Krise lässt sich wesentlich besser bewältigen, wenn man sie auf mehrere Schultern verteilt. Man sollte sich mit guten Freunden treffen, bei denen man sich aussprechen kann. Wenn man konkrete Hilfe und Unterstützung braucht, sollte man sich nicht scheuen, seine Freunde darum zu bitten.

Falls man ältere oder schon erwachsene Kinder hat, sollte

man ihnen aus lauter Sorge, man könnte ihnen zur Last fallen, keine falsche Tapferkeit vorspielen, sondern ehrlich erzählen, wie es einem geht, was los ist und sie um Hilfe bitten, wenn man welche benötigt. Ihre Kinder können dann selbst entscheiden, ob oder inwieweit sie konkrete Hilfe leisten können.

Um die Krise nach einem Herzinfarkt bewältigen zu können, ist es wichtig, dass der Patient und die Angehörigen offen mit der Krankheit umgehen.

Nur dann kann man auch gemeinsam zu konstruktiven Lösungen finden. Leider ist oft genau das Gegenteil der Fall. Patient und Angehörige versuchen sich gegenseitig zu schonen und keiner spricht offen aus, wie er sich wirklich fühlt.

Die Angehörigen denken, sie müssen jetzt stark sein, denn schließlich ist es ja der Patient, der krank ist und leidet, und der Patient denkt, er fällt seinen Angehörigen schon genug zur Last, da will er nicht auch noch »rumheulen«.

Auf die Nachfrage, wie es ihnen geht, antworten dann beide unisono: »Gut«, obwohl es in ihnen ganz anders aussieht und sie lediglich versuchen, sich mit Parolen wie: »Halb so schlimm, das wird schon wieder« Mut zu machen.

Ein offener Umgang mit der Krankheit bedeutet, dass beide, Patient und Angehörige, sich genug Raum lassen, um von ihren Sorgen und Ängsten sprechen zu können und auch darüber, wie sie sich die nahe Zukunft vorstellen. Lassen Sie Ihrem Partner alle Zeit, die er braucht, um über seine Gedanken und Gefühle zu sprechen. Hören Sie ihm einfach zu, mehr ist nicht notwendig, damit sich jemand angenommen und verstanden fühlt. Solche Gespräche haben eine heilende Kraft.

Damit Angehörige und Patient gemeinsam zu einem konstruktiven Umgang mit der Krankheit finden, ist es wichtig, darauf zu achten, nicht die folgenden drei typischen Fehler zu begehen:

Ignorieren und bagatellisieren

Patient und Angehörige versuchen sich gegenseitig Mut zu machen, indem sie das Krankheitsgeschehen herunterspielen und verharmlosen: »Das wird schon wieder«, »Nun werd erst mal wieder der Alte ...«. Dabei geht es überhaupt nicht darum, wieder ganz der oder die Alte zu werden, denn der oder die ist ja auch krank geworden. Ein Herzinfarkt ist kein Beinbruch, sondern schlimmer, denn schließlich hing das Leben des Patienten in den Stunden des akuten Infarkts am seidenen Faden.

Wenn man das Problem nicht in dieser Breite sieht, kann man auch nicht erkennen, wie notwendig eine wirklich umfassende und tiefgreifende Veränderung des Lebensstils zur Heilung des Herzens ist.

Überbehüten und in Watte packen

Das Gegenteil von bagatellisieren ist das Krankheitsgeschehen zu dramatisieren und den Patienten fortan in Watte zu packen.

»Pass auf dich auf« oder »Denk dran, du sollst dich schonen ...« sind typische, wenn auch gut gemeinte Ermahnungen, die den Patienten schnell in Rage bringen können, weil er schließlich kein Invalide ist, nun aber durch seine Umwelt dazu gemacht wird.

Erziehen und kontrollieren

Früher hießen die Seminare zum herzgesunden Lebensstil in einer Rehaklinik »Gesundheitserziehung«, heute nennt man sie »Gesundheitsinformation«. Man kann erwachsene Menschen aufklären und informieren, erziehen kann und muss man sie nicht mehr. Die Entscheidung darüber, wie man leben möchte, ist immer eine Sache der persönlichen Freiheit. Schließlich darf sich jemand auch für einen sehr ungesunden Lebensstil entscheiden, er muss dann nur bereit sein, die Konsequenzen dafür zu tragen. Je mehr man anfängt, erwachsene Menschen erziehen zu wollen, Verbote auszusprechen und sie dann schlimmstenfalls auch noch kontrollieren zu wollen, umso mehr reizt es häufig, genau das Gegenteil von dem zu tun, was einem da aus Vernunftsgründen verboten wird.

Vermeiden Sie es also, zu Hause zur Gesundheitspolizei für Ihren Partner zu werden und seinen Lebensstil zu kontrollieren. Wenn Ihr Partner sofort einen kritischen Blick erntet, wenn er sich mal ein bisschen mehr Wurst aufs Brot legt als eigentlich »erlaubt«, dann wird ihn das nicht gerade motivieren, selbst für seine Gesundheit aktiv zu werden.

Natürlich können Sie sich auch über den herzgesunden Lebensstil informieren und diese Informationen gemeinsam mit Ihrem Partner besprechen, vermeiden Sie aber, ihn mit 1000 guten Ratschlägen zu traktieren, bis er das Thema Herzgesundheit nicht mehr hören kann.

Die Selbstheilungskräfte aktivieren

Man geht davon aus, dass bei der koronaren Herzkrankheit und beim Herzinfarkt auch genetische Faktoren eine Rolle spielen, besonders natürlich bei Patienten, bei denen keine »klassischen« Risikofaktoren erkennbar sind.

Das hilft den Patienten aber nur sehr bedingt, bis auf die Tatsache, dass Sie nun wissen, dass eine genetische Veranlagung für die Arteriosklerose in ihnen schlummert und sie deshalb ihre übrigen Risikofaktoren minimieren müssen, um das Herz zu schützen.

Oftmals kann das Wissen darum, dass eine Krankheit auch erblich bedingt ist, auch einen gewissen Fatalismus hervorrufen, denn was genetisch ist, kann man ja nicht selbst beeinflussen. Doch das ist vollkommen falsch, denn es spielen sehr viele Faktoren eine Rolle bei der Frage, ob es, wenn eine genetische Disposition vorliegt, die eine Latenz für eine bestimmte Krankheit bedeutet, auch zum Ausbruch dieser Krankheit kommt oder nicht.

Da sind zum einen die oben beschriebenen Lebensstilfaktoren. So kann jemand selbst dann 100 Jahre alt werden, wenn er trotz einer genetischen Wahrscheinlichkeit für einen Herzinfarkt nach den Regeln der Herzgesundheit lebt.

Zum anderen weiß man aus neueren Erkenntnissen der Psycho-Neuro-Immunologie (der Lehre von den Zusammenhängen zwischen Geist, Nerven- und Immunsystem), dass Gene allein überhaupt nichts bewirken, sondern der Aspekt der Genregulation entscheidend ist. Der Aspekt der Genregulation beschreibt das Ausmaß an Aktivität oder auch Passivität von Genen in Abhängigkeit von Umweltfaktoren, aber auch von biologischen Signalen aus dem Organismus selbst, die wiederum durch psychische Faktoren beeinflusst werden. Jedem einzelnen Gen sind regulatorische Sequenzen vorgelagert, die Transkriptionsfaktoren. Erst nach der Anlagerung der Transkriptionsfaktoren an ein Gen verändert dieses seine Aktivität; es wird nun angeschaltet oder aufgedreht (induziert) oder es wird abgeschaltet oder zurückgedreht (reprimiert).

Da Transkriptionsfaktoren auch auf biologische Signale reagieren (beispielsweise auf Entzündungssignale durch Cytokine, Botenstoffe des Immunsystems), die wiederum durch psychische Faktoren stimuliert werden können, kann man davon ausgehen, dass positiver Stress und positives Denken sich nicht nur positiv auf das Immunsystem auswirken, sondern tatsächlich auch bis in die genetische Regulation hinein für das Herz eine protektive Wirkung entfalten können.

Ich mache diesen Ausflug in die Genetik deshalb, um deutlich zu machen, dass der Körper ein enormes Potenzial an

Selbstheilungskräften besitzt, wir müssen ihm nur die Chance geben, diese auch freizusetzen.

Genetik bedeutet auch, dass wir von der Natur Programme mitbekommen haben, die Schäden im Körper erkennen können und versuchen, sie aus eigener Kraft, sozusagen mit Bordmitteln, wieder zu beheben. Es sind die genetischen Programme, die man auch als das »Gedächtnis des Körpers« bezeichnet, die versuchen, den Körper immer wieder in seinen gesunden »Urzustand« zurückzusteuern. Letztendlich enthält jede einzelne Körperzelle die komplette Erbinformation, das Wissen von der Gesundheit und Ganzheit des Körpers.

Um die Selbstheilungskräfte nach einem Herzinfarkt zu aktivieren, ist es deshalb zunächst einmal wichtig, sich von einer Fixierung auf die Krankheit zu lösen und nach vorn zu schauen: Was kann man konkret tun, damit das Herz wieder gesund wird?

Bei einem Infarkt ist in aller Regel ein Schaden am Herzen entstanden und Herzmuskelgewebe wurde zerstört; es bleibt eine Narbe auf dem Herzen zurück. Diese Narbe lässt sich auch mit der Kraft der positiven Autosuggestion nicht mehr reaktivieren. Doch in aller Regel lässt sich damit gut weiterleben.

Wichtig ist nun, seinen Geist für all das zu öffnen, was das Herz gesund macht, damit eine tiefe und umfassende Heilung des Herzens einsetzen kann. Auch nach einem Herzinfarkt hat man noch eine gute Chance, ein normales biologisches Alter zu erreichen, wenn man seinen Lebensstil entsprechend ausrichtet.

Wenn die Gentherapie in den nächsten Jahrzehnten tatsächlich die medizinischen Behandlungsmethoden revolutionieren sollte, so wird das in Bezug auf den Herzinfarkt bedeuten, dass man versuchen wird, Stammzellen zu züchten, die gezielt im Infarktbereich eingesetzt werden können, damit es dort zu einer Revitalisierung abgestorbenen Herzmuskelgewebes kommen kann.

Die Strategien und Übungen, die in den einzelnen Kapiteln dieses Buches aufgezeigt werden, kann man auch als eine Anleitung zur Revitalisierung abgestorbener Lebensbereiche verstehen. Ich habe Herzpatienten an einer Stelle als motivierte, sehr bewegte Menschen beschrieben und den Herzstillstand als Gefühl einer dauerhaften Stagnation auf dem Lebensweg, als Blockade der inneren Bewegung gedeutet. Wenn der Geist sich auf negativen Stress verengt; wenn man trotz hohen Einsatzes und großer Anstrengungen meint, nicht mehr voranzukommen; wenn man das Gefühl hat, dass sich nichts mehr bewegt, dann ist die Gefahr groß, dass sich auch das Herz verengt, bis es schließlich stehen bleibt.

Damit das Herz heilen kann, ist es wichtig, seinen Geist wieder für positive Ziele und Visionen, für die Weite des Lebens zu öffnen.

Dort, wo man sich mit Problemen konfrontiert sieht, wo es noch Ängste und Sorgen gibt, wo Problembarrieren einen von den eigenen positiven Zielen abhalten, ist es wichtig, zu einer Lösung zu kommen oder sich Hilfe und Unterstützung in diesem Prozess zu suchen.

Von Bedeutung ist zudem eine Therapie des eigenen Zeiterlebens, damit man wieder ein Gefühl für den eigenen Lebensrhythmus, für die eigene Lebenszeit bekommt. Und man sollte sein Herz jeden Tag mit einer ausreichenden Dosis an Lebensfreude-Vitaminen versorgen.

Mit Offenheit, Vertrauen, Freude und Staunen haben wir unsere Reise angetreten. Wenn man sein Herz für das Wunder des Lebens öffnet, wenn man erlebt, wie man mit jedem Atemzug, mit jedem Herzschlag, mit jedem Gedanken die positiven und konstruktiven Kräfte in sich selbst wiederentdecken und stärken kann, dann findet auf einer tieferen Ebene des körperlichen Bewusstseins eine wirkliche Heilung des Herzens statt.

Anhang

Kontaktadressen

Weite Horizonte – Herz-Seminare

Der Autor gibt regelmäßig Herz-Seminare. Über die Inhalte, Ort und Termine können Sie sich im Internet informieren. Hier finden Sie auch die Trainingsprogramme zur Stressreduktion und Motivation näher beschrieben.

www.weite-Horizonte.de
Email: goerlitz@Weite-Horizonte.de

Psychotherapeuten

Die Berufsbezeichnung Psychotherapeut ist geschützt und somit muss jemand, der einen Heilberuf als psychologischer oder als ärztlicher Psychotherapeut ausübt, auch über eine entsprechende Approbation verfügen. Darüber hinaus gibt es heilpraktische Psychotherapeuten, die, je nach spezifischer Ausrichtung ihrer heilpraktischen Tätigkeit, auch Psychotherapie ausüben können.

Nicht alle approbierten Psychotherapeuten können oder wollen ihre Therapie auch mit der Krankenkasse abrechnen. Das liegt zum einen daran, dass aufgrund einer regional begrenzten Anzahl an Kassensitzen nicht jeder Psychotherapeut auch eine Kassenzulassung bekommt. Zum anderen liegt dies aber auch darin begründet, dass es unterschiedliche wissenschaftliche Psychotherapieverfahren gibt, von denen manche nicht von den Krankenkassen als Kassenleistung anerkannt werden. Kassenrechtlich anerkannte Therapieverfahren sind in Deutschland derzeit nur die tiefenpsychologisch fundierten Therapieverfahren, die Psychoanalyse und die Verhaltenspsychotherapie.

Daneben gibt es aber noch zahlreiche andere sehr wirksame Therapieverfahren. So kann eine Gesprächspsychotherapie sowohl zur Selbsterfahrung als auch zur Problemlösung sehr hilfreich sein. Eine systemische Paar- oder Familientherapie ist die ideale Therapie zur Lösung familiärer oder partnerschaftlicher Probleme. Die klinische Hypnose ist wirksam zur Behandlung psychosomatischer Beschwerden. Die Arbeit mit Trancezuständen und inneren Bildern aktiviert Suchprozesse in Richtung positiver Ressourcen und kann dadurch die Selbstheilungskräfte fördern.

Wie finden Sie einen guten und qualifizierten Psychotherapeuten?

- Liste mit Psychotherapeuten von der Krankenkasse anfordern

  Sie können bei Ihrer Krankenkasse anrufen und sich eine Liste mit den bei Ihrer Kasse an Ihrem Wohnort zugelassenen Psychotherapeuten zuschicken lassen.
- Hausarzt fragen

  Fragen Sie Ihren Hausarzt, inwieweit er Ihnen bei der Suche nach einem geeigneten Therapeuten oder einer guten psychosomatischen Klinik behilflich sein kann.
- Persönliche Empfehlung

  Fragen Sie in Ihrem Freundes- und Bekanntenkreis nach, wer gute Erfahrungen mit einer bestimmten Therapie oder mit einer guten Klinik gemacht hat.
- Branchenbuch und Internetrecherche

  Viele psychotherapeutische Praxen inserieren im Branchenbuch und sind mit einer eigenen Homepage leicht im Internet zu finden.

  Geben Sie zur Internetsuche das Schlüsselwort »Psychotherapie« zusammen mit Ihrem Heimatort in eine Suchmaschine ein (oftmals mit Bindestrich: beispielsweise www.psychotherapie-luebeck.de).
- Internetadressen Psychotherapie

  Berufsverband Deutscher Psychologinnen und Psychologen BdP:
  www.bdp-verband.org und www.psychotherapiesuche.de
  Gesellschaft für wissenschaftliche Gesprächstherapie:
  www.gwg-ev.org

Milton Erickson Gesellschaft für klinische Hypnose; regionale Institute:
Berlin: www.mei-berlin.de
Bonn: www.institut-systeme.de
Frankfurt am Main: www.meg-frankfurt.de
Gelsenkirchen: www.meg-gelsenkirchen.de
Göttingen: www.hypnose-goettingen.de
Hamburg: www.mei-hamburg.de
Heidelberg: www.meihei.de
Krefeld: www.intakkt.de
Leipzig: www.klinische-hypnose.de
München: www.meg-muenchen.de
Rottweil: www.meg-rottweil.de
Saarbrücken: www.meg-saarbrücken.de
Bad Salzuflen: www.meg-badsalzuflen.de
Tübingen: www.wit.uni-tuebingen.de

- **Systemische Paar- und Familientherapie**
  www.systemische-gesellschaft.de
  www.systemischestudien.de
- **Heilpraktische Therapeuten**
  www.therapeuten.de

Kurse zu Stressreduktion, Entspannung und Autogenem Training

Hier sind die Krankenkassen gute Ansprechpartner. Die meisten Kassen haben wieder ein recht gutes Angebot an Kursen zur Gesundheitsprävention. Hierzu gehören auch Kurse zu Stressreduktion, Entspannungstraining, Autogenem Training und meditativen Verfahren wie Qi Gong und Yoga.

Auch die Volkshochschulen bieten in aller Regel entsprechende Kurse in ihrem Seminarprogramm an.

Auf der Homepage des Berufsverbandes Deutscher Psychologinnen und Psychologen (s. o.) findet man unter der Rubrik: Psychologen Suche einen Hinweis auf Stressbewältigungstraining. Entspannungskurse findet man bei der Fachgruppe Entspannungsverfahren des BdP unter:

www.entspannungsverfahren.com. Hier findet man auch eine Liste mit anerkannten Trainern.

Die deutsche Gesellschaft für ärztliche Hypnose und Autogenes Training findet man unter: www.dgaehat.de

Meditation

In den meisten Städten gibt es mittlerweile ein breit gefächertes Angebot an meditativen Verfahren und spirituellen Übungswegen. Viele der Anbieter inserieren in Stadt- und Szenemagazinen, in denen auch das Kultur- und Veranstaltungsangebot zu finden ist. Dort gibt es meist eine Rubrik: Gesundheit/Gruppen/Seminare.

Um die Qualität eines Anbieters beurteilen zu können, sind die im Kapitel »Traditionen und Schulen meditativer Praxis« gegebenen Hinweise bezüglich der Grenzen und Gefahren meditativer Übungswege hilfreich.

- Internetrecherche
  Im Internet finden Sie Gruppen zur Meditation, indem Sie die Schlüsselwörter: Gruppen – Meditation – Heimatort eingeben; beispielsweise: Zen – Gruppen – Hamburg, Yoga – Gruppen – München, Qi Gong – Gruppen – Berlin oder Buddhismus – Gruppen – Freiburg.
- Internetadressen Meditation
  Zen

www.zen.de
www.zen-vereinigung.de
www.ZEN-Dojo-luebeck.de
www.zen-zid-essen.de
Buddhismus
www.dharma.de
www.buddhismus-nord.de
Qi Gong
www.qigong-gesellschaft.de
Yoga
Berufsverband der Yogalehrenden in Deutschland. e. V.
www.bdy.de
www.himalaya-institut.de

Zeit

Deutsche Gesellschaft für Zeitpolitik: www.zeitpolitik.de

Wer sich intensiver mit der Zeitphilosophie von Jean Gebser beschäftigen möchte, kann sich Informationen bei der Internationalen Jean-Gebser-Gesellschaft beschaffen:

www.integraleweltsicht.de

Weiterführende Literatur

Zum Thema: Weisheit des Herzens und Möglichkeiten der Stressreduktion

Doc Childre und Howard Martin: »Die Herzintelligenz-Methode«, Kirchzarten 2000

Fritz, Hannelore: »Besser leben mit Work-Life-Balance. Wie Sie Beruf, Familie und Freizeit in Einklang bringen«, Frankfurt 2003

Schmidbauer, Wolfgang: »Dranbleiben – die gelassene Art, Ziele zu erreichen«, Freiburg 2005

Vester, Frederic: »Phänomen Stress«, München 2003 (Klassiker zum Thema Zivilisationsstress; Ursachen und Auswege)

Wolf, Ulrich und Bernd Naumann: »Das Antistressbuch«, München 2001 (Gute Strategien zur Stressreduktion und Verzeichnis mit Kontaktadressen)

Zum Thema: Entspannung im Alltag finden

Langen, Prof. Dietrich: »Autogenes Training«, München 2004
(Gute Praxisanleitung zum Autogenen Training)

Ohm, Dr. Dietmar: »Stressfrei durch Progressive Relaxation«, Stuttgart 2003
(Tiefenmuskelentspannung in Kombination mit Autogenem Training)

Zum Thema: Mentales Training

Freitag, Erhard: »Kraftzentrale Unterbewusstsein«, München 1998 (Der Weg zum positiven Denken)

Gerl, Wilhelm: »Moderne Hypnose. Hilfe durch das Unbewusste«, München 1998 (zu beziehen über www.amazon.de)

Murphy, Dr. Joseph: »Die Gesetze des Denkens und des Glaubens«, München 1982

Derselbe: »Die Praxis des positiven Denkens«, München 1989

Watzlawik, Paul: »Anleitung zum Unglücklichsein«, München 2004 (Der Weg zum negativen Denken)

Zum Thema: Zeit

Ende, Michael: »Momo«, Stuttgart 1973 (Roman über »Zeitdiebe« und das wahre Wesen der Zeit)

Gebser, Jean: »Ursprung und Gegenwart« (Band 1 und 2), Schaffhausen 1999
Derselbe: »Einbruch der Zeit«, Schaffhausen 1995
Geißler, Karlheinz: »Es muss in diesem Leben mehr als Eile geben«, Freiburg 2001
Derselbe: »Zeit, verweile doch ...«, Freiburg 2000
Nadolny, Sten: »Die Entdeckung der Langsamkeit«, München 1987 (Roman über die Kraft der »Langsamen«)
Reusch, Siegfried: »Das Rätsel Zeit. Ein philosophischer Streifzug«, Darmstadt 2004

Zum Thema: Meditation und Spiritualität

Grün, Anselm: »Kämpfen und Lieben«, Münsterschwarzach 2003
(Wie Männer zu sich selbst finden)
Martel, Yann: »Schiffbruch mit Tiger«, Frankfurt 2004
(Roman über den einzigen und wahren Gott)
Publik Forum – Zeitung kritischer Christen, Publik Forum Verlagsgesellschaft, Oberursel
Suzuki, Shunryu: »Zen-Geist – Anfänger Geist«, Berlin 2002
(Gute Einführung in die buddhistische Philosophie und die Praxis der Zen-Meditation)

Zum Thema: Kardiologie, herzgesunder Lebensstil und Selbstheilungskräfte aktivieren

Bauer, Prof. Dr. Joachim: »Das Gedächtnis des Körpers – Wie Beziehungen und Lebensstile unsere Gene steuern«, München 2004
Mathes, Prof. Dr. med. Peter: »Ratgeber Herzinfarkt. Vorbeugung, Früherkennung, Behandlung, Nachsorge, Rehabilitation«, Darmstadt 2003
Middeke, Prof. Dr. med. Martin: »Herzinfarkt. Was Sie jetzt wissen sollten«, Stuttgart 2002 (Vorbeugung, Behandlung, Reha, Lebensstil, Ernährung, Bewegung)
Stiftung Warentest: »Von Herzinfarkt bis Schlaganfall«, Berlin 2003 (Sehr guter medizinischer Ratgeber und Überblick zum herzgesunden Lebensstil)
Trappe, Prof. Dr. med. H. J.: »Herzkrank: Koronare Herzkrankheit, Herzinfarkt und Herzschwäche. Diagnose, Alltag und Therapie«, Stuttgart 2004
Undeutsch, Dr. med. Klaus: »Gut leben nach dem Herzinfarkt«, Stuttgart 1998 (Behandlung und Rehabilitation. Das Sechs-Wochen-Programm und die Mittelmeerdiät)

Sachwortregister

A
Angst 9, 12, 32, 34, 37, 45 f., 51, 54, 56 f., 86, 88 f., 96, 122, 124 f., 151, 154, 161, 171, 188, 235, 237
Antioxidantien 219
Arteriosklerose 9, 11 f., 35, 62, 162, 219, 242
Ärgerbereitschaft 14 f., 38, 40
Autogenes Training 65, 83, 193, 201, 250
Autosuggestion 106 f., 156

B
Bewusstsein 17 f., 20, 33, 88, 103, 105 f., 137, 140, 149, 177, 191, 205
Bildhaftes Denken 17, 104 f., 137
Bluthochdruck 12, 14, 23 f., 29, 35, 51
Buddhismus 195 ff.
Burn-out 55, 99, 125

C
Cholesterin 12, 51 f., 120, 217

D
Demotivation 95, 100, 115, 123, 149
Depression 19, 29, 56, 96, 117, 123, 154, 171, 203, 237

E
Emotionale Intelligenz 18, 87, 88, 104
Empathie 15
Entspannung, aktive 145 ff.
Entspannung, passive 145 ff.
Entspannungsverfahren 25, 29, 72, 201 250
Entspannungstraining 44, 66 ff.
Erschöpfungssyndrom 28, 32, 42

F
Fallbeispiele 13, 40 f., 44 ff., 57 f., 125 f., 171 ff., 188 f., 235 f.
Freie Radikale 51, 219

G
Gedankenkreislauf 94 ff. 151, 156 f.
Genregulation 243
Gesprächsregeln 165 ff.
Gewichtsreduktion 211 ff.

H
Herzinfarktpersönlichkeit 14, 135
Herzkranzgefäße 9, 24, 50 f. 61, 63, 205
Herzprävention 25, 146, 147, 207 ff.
Herzrhythmusstörung 29, 63 f.
Herz- und Kreislauferkrankungen 11, 207
Hypnose 248 f.

I
Ischämische Herzkrankheit 11, 207, 234

K
Kälteangina 13
Kommunikation 165 ff.
Koronare Herzkrankheit 41, 51, 54, 62, 62, 207, 218, 242

Körperliches Training 231 ff.
Krankheitsbewältigung 234 ff.

L
Lebensenergie, positive 19, 58 ff., 65, 102, 123 f., 140, 198, 235, 237
Lebensstilfaktoren 12
Limbisches System 18, 34, 86 ff., 94, 104, 137

M
Meditation 22, 29, 65, 73, 193 ff.
Mentales Training 21, 44, 46, 61, 85 ff.
Motivation 10, 94, 124, 134, 135, 149, 153, 207
Motivation, optimale 93, 99, 100, 101, 149
Motivationspsychologie 99
Mystik 190 ff.

N
Nervenzellnetzwerke 88, 92
Neurokardiologie 17
Neurotransmitter 35, 89 f.
Nikotinentwöhnung 220 ff.

P
Paartherapie 13, 248 f.
Plaque 51 f.
Prioritäten 129, 158
Problemlösen 129 f., 137, 149 ff.
Psychisches Immunsystem 86, 93, 101, 114
Psycho-Neuro-Immunologie 17
Psychotherapie 13, 45, 171, 203, 247 ff.
Psychotherapeut 42, 47, 162, 239, 247 ff.

Q
Qi Gong 198

R
Risikofaktoren 12, 207

S
Schaumzellen 51
Selbstheilungskräfte 10, 242 ff.
Selbstwirksamkeit 43 f., 130, 136, 154
Spiritualität 21, 180, 191 ff.
Stammhirn 17
Stenose 52, 61
Stress 12, 13, 16, 208, 209
Stressanpassung 34, 101
Stresshormone 23 ff., 27, 29, 34 ff., 36, 63, 68 f., 72, 90, 220
Stress, negativer 12, 21, 24, 30 f., 34 ff., 51 ff. 63 f., 89, 92, 102
Stress, positiver 12, 30 ff., 36 f. 42, 89, 92, 149
Stressreaktion 22, 27
Stressreduktion 11, 23, 24, 41, 44, 58, 64, 65, 83
Stresstreppe 27 f., 126, 129, 145, 148
Sympathikotoniker 14
Sympathikus 23, 35 f., 63, 68 f., 70 f., 89 f., 220

T
Thrombose 23, 52
Transkriptionsfaktoren 243
Typ A 14 f.
Typ B 14

U
Übermotivation 93, 99, 100, 115, 149

V
Vegetatives Nervensystem 14, 17, 23 f., 35 f., 64, 68 f., 70 f., 89 f.
Vision 10, 50, 55, 60 f., 90, 95, 102 f., 105 f., 119 ff.
Visualisation 17, 46, 83, 104 f., 137

W
Wohlspannung 58 f., 60, 63 f., 81, 126

Y
Yoga 197

Z
Zeitbalance 135, 174 ff.
Zen Meditation 196 f.
Zentrales Nervensystem 68, 70 f.
Ziele, positive 48, 50, 55, 59, 60, 90, 95, 102 f., 117, 119 ff.
Zwerchfellatmung 75 f.

Auflage 2005
Originalausgabe
Econ ist ein Verlag der Ullstein Buchverlage GmbH
ISBN-13: 978-3-430-13263-3
ISBN-10: 3-430-13263-0

Umschlaggestaltung: Etwas Neues entsteht, Berlin
Umschlagfoto: Getty Images
Gesetzt aus der Swift-Light
Satz und Repro: LVD GmbH, Berlin
Druck und Bindung: Bercker, Kevelaer
Printed in Germany